民族文字出版专项资金资助项目
མི་རིགས་སྐད་ཡིག་དཔེ་སྐྲུན་གྱི་ཆེད་དོན་མ་དངུལ་རོགས་སྐྱོར་རྣམ་གྲངས།

青少年核心素养丛书
གཞོན་ནུ་ལོ་ཆུང་གི་བྱང་ཆད་གསོ་སྐྱོང་ལྟེ་བར་འཛིན་པའི་དཔེ་ཚོགས།

急救知识普及手册
སྐྱུར་སྐྱོབ་ཤེས་བྱ་ཁྱབ་གདལ་ལག་དེབ།

曾萃恒◎主编
ཙེང་ཚུའི་ཧེང་གིས་བསྒྲིགས།

格桑伦珠◎译
སྐལ་བཟང་ལྷུན་གྲུབ་ཀྱིས་བསྒྱུར།

བོད་ལྗོངས་བོད་ཡིག་དཔེ་རྙིང་དཔེ་སྐྲུན་ཁང་།
西藏藏文古籍出版社

图书在版编目（CIP）数据

急救知识普及手册 ：汉文、藏文 / 曾萃恒主编 ；
格桑伦珠译 . -- 拉萨 ：西藏藏文古籍出版社，2022.5

ISBN 978-7-5700-0715-8

Ⅰ . ①急… Ⅱ . ①曾… ②格… Ⅲ . ①急救－青少年
读物－汉、藏 Ⅳ . ① R459.7-49

中国版本图书馆 CIP 数据核字（2022）第 066545 号

急救知识普及手册

主　　编	曾萃恒
责任编辑	次巴　赵保利
译　　者	格桑伦珠
装帧设计	拉姆
出　　版	西藏藏文古籍出版社　邮政编码：850000 打击盗版：0891-6930339
印　　刷	三河市腾飞印务有限公司
经　　销	全国新华书店
开　　本	16 开（710mm×1 000mm）
印　　张	8
印　　数	01—3,000
字　　数	74.4 千
版　　次	2022 年 11 月第 1 版
印　　次	2022 年 11 月第 1 次印刷
标准书号	ISBN 978-7-5700-0715-8
定　　价	31.00 元

前　言

在日常生活中，难免会遇到突发疾病、跌打损伤等紧急情况需要处理。因此，掌握一定的急救知识，在专业人员到来之前能够进行紧急处理，能够减少因意外导致的伤亡，挽救生命，减少伤残。

本书使用详细的文字和直观的配图，清晰地向读者讲述了常见的现场急救知识和技术，尤其是对于那些从未了解过急救相关知识的读者，本书是一本可以学得会、用得上的急救读本。

本书涉及的急救类型和内容十分全面，包括基本急救知识、急救方法、意外处理方法等，旨在帮助学生和大众掌握基本的急救技能。

本书一共包含七章内容，分别为急救的基本知识、窒息与失去知觉的急救、出血与创伤情况急救、骨折和肌肉损伤的急救、意外事故中的急救、过敏与中毒情况急救、咬伤和蜇伤情况急救以及急症急救常识。

本书第一章用简练的语言向读者介绍了急救应当采取的措施、处理伤员的办法以及家庭必备的急救药箱。

第二章到第七章，针对不同的意外情况，结合患者在现场可能出现的各种症状，详细地向读者叙述了应当采取的急救措施。

“生命诚可贵”，希望读者可以将这些简单、实用的急救知识应用到日常生活中，从而在紧要关头挽救更多宝贵的生命！

སྔོན་འགྲོའི་གཏམ།

ནམ་རྒྱུན་གྱི་འཚོ་བའི་ཁྲོད་གློ་བུར་དུ་བྱུང་བའི་ནད་རིགས་དང་རྨས་སྐྱོན་ཕོག་པ་སོགས་ཛ་དྲག་གི་གནས་ཚུལ་སེལ་ཐབས་བྱེད་དགོས་པས། མྱུར་སྐྱོབ་ཀྱི་ཤེས་བྱ་བློ་ལ་ངེས་ན་སྨན་པ་མ་སླེབས་གོང་ནད་པ་མྱུར་སྐྱོབ་ཐུབ་ནས་དོན་རྐྱེན་ཁྲོད་མི་ཤི་སྐྱོན་ཆག་ཡོང་ཚད་ཉུང་དུ་གཏོང་ཐུབ།

དེབ་འདིར་ཡིག་རིས་ཞིབ་ཕྲ་བཀོད་པ་བརྒྱུད། ཀློག་པ་པོར་ཁ་གསལ་བའི་ཐོག་ནས་རྒྱུན་སྤྱོད་མྱུར་སྐྱོབ་ཤེས་བྱ་དང་ལག་རྩལ་སྐོར་ངོ་སྤྲོད་རྒྱས་པར་ཞུས་ཡོད་ལ། ལྷག་པར་དུ་མྱུར་སྐྱོབ་དང་འབྲེལ་བའི་ཤེས་བྱར་རྒྱུས་མངའ་མེད་པའི་ཀློག་པ་པོར་མཚོན་ན། དཔེ་དེབ་འདི་ནི་ཤེས་སླ་ཞིང་གོ་ཆོད་པའི་མྱུར་སྐྱོབ་ལག་དེབ་ཉག་ཅིག་ཡིན།

དེབ་འདིར་མྱུར་སྐྱོབ་ཀྱི་རིགས་དང་འབྲེལ་བའི་ནང་དོན་ཕུན་སུམ་ཚོགས་ཏེ། སྤྱིར་མྱུར་སྐྱོབ་ཀྱི་རྨང་གཞིའི་ཤེས་བྱ་དང་མྱུར་སྐྱོབ་བྱེད་ཐབས། གློ་བུར་གྱི་རྐྱེན་ངན་སེལ་ཐབས་སོགས་སུ་དབྱེ་ཚོག་ཅིང་། སློབ་མ་དང་མང་ཚོགས་ལ་རོགས་རམ་བྱས་ནས་རྨང་གཞིའི་མྱུར་སྐྱོབ་ཤེས་བྱ་ཁོང་དུ་ཆུད་ཐབས་དམིགས་བྱར་བཟུང་ཡོད།

དེབ་འདིར་མྱུར་སྐྱོབ་རྒྱུན་ཤེས་སྐོར་ཁྱོན་ལེའུ་བདུན་ཡོད་པ་དེ་འང་། མྱུར་སྐྱོབ་ཀྱི་རྨང་གཞིའི་ཤེས་བྱ་དང་། དབུགས་སུབ་ཐེབས་པ་དང་ཚོར་བ་ཉམས་པར་མྱུར་སྐྱོབ་བྱེད་ཐབས། ཁྲག་དོན་པ་དང་རྩ་བཅོས་པར་མྱུར་སྐྱོབ་བྱེད་ཐབས། རུས་ཆག་དང་ཤ་གནད་ལ་རྨས་སྐྱོན་ཕོག་པར་མྱུར་སྐྱོབ་བྱེད་ཐབས། བློ་ཡུལ་ལས་འདས་པའི་རྐྱེན་ངན་འཕྲད་སྐབས་ཀྱི་མྱུར་སྐྱོབ་བྱེད་ཐབས། མ་འཕྲོད་པ་དང་དུག་ཕོག་སྐབས་ཀྱི་མྱུར་སྐྱོབ་བྱེད་ཐབས། ཁྱི་དང་འབུ་སོགས་

ཀྱིས་སོ་རྒྱུག་སྐབས་ཀྱི་མྱུར་སྐྱོབ་བྱེད་ཐབས་བཅས་ཡོད།

དེབ་འདིའི་ལེའུ་དང་པོར་ཚིག་ཞུང་དོན་བསྡུས་དང་ཕྱོགས་པ་པོར་མྱུར་སྐྱོབ་བྱེད་སྐབས་སྤྱད་འོས་པའི་ཐབས་ཤེས་དང་རྣམ་མར་སྨན་བཅོས་བྱེད་ཐབས། ཁྱིམ་ཚང་ལ་ངེས་པར་དུ་དགོས་པའི་མྱུར་སྐྱོབ་སྨན་ཁུག་བཅས་ངོ་སྤྲོད་བྱས་ཡོད།

ལེའུ་གཉིས་པ་ནས་བདུན་པའི་བར་སློ་བུར་གྱི་རྐྱེན་ངན་མི་འདྲ་བར་གཞིགས་ཏེ། ནད་པར་འབྱུང་སྲིད་པའི་ནད་རྟགས་སྣ་ཚོགས་དང་ཟུང་འབྲེལ་གྱིས། ཕྱོགས་པ་པོར་མྱུར་སྐྱོབ་བྱེད་ཐབས་གང་འདྲ་ཞིག་སྤྱད་འོས་པ་ཞིབ་ཕྲ་གསལ་བཤད་བྱས་ཡོད།

"ཚེ་སྲོག་རིན་ཆེན་གསེར་ལས་ལྷག"ཅེས་པ་ལྟར་ཕྱོགས་པ་པོ་རྣམས་ཀྱིས་སྟབས་བདེ་དང་སྤྱོད་རིན་ཡོད་པའི་མྱུར་སྐྱོབ་ཤེས་བྱ་འདི་དག་རྒྱུན་གཏན་གྱི་འཚོ་བའི་ཁྲོད་དུ་སྤྱད་ནས་འགག་རྩའི་དུས་སུ་རིན་བྲལ་གྱི་ཚེ་སྲོག་གང་མང་བསྐྱབ་ཐུབ་པའི་རེ་བ་ཡོད།

目　录

第一章　急救的基本知识

第二章　窒息与失去知觉的急救

第三章　出血与创伤情况急救

第四章 骨折和肌肉损伤的急救

第五章 意外事故中的急救

第六章 过敏与中毒情况急救

第七章 咬伤和蜇伤情况急救

དཀར་ཆག

第一章

急救的基本知识

什么是急救

急救即紧急救治，指当有人发生意外事故或者突发急病时，在医护人员到达现场前，抢救者按照医学护理的原则，充分利用现场物资对患者进行初步救援和护理的过程。

现场急救的几个步骤

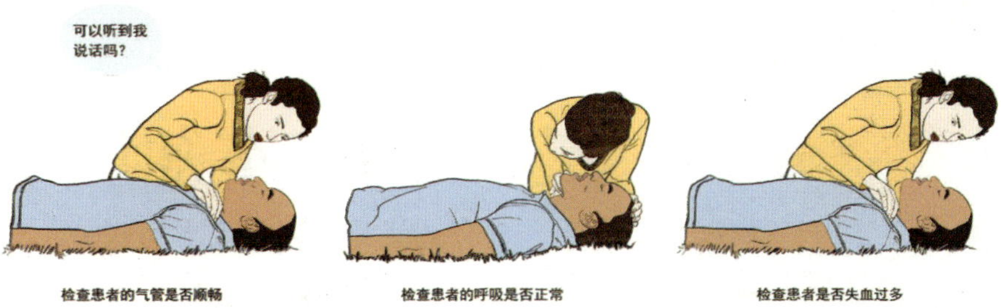

1. 确定患者意识

当有人遇突发事故倒地时，抢救者首先应在患者耳边呼叫或轻拍患者，确认患者是否还有意识。如果患者没有反应，抢救者可以用刺激患者身体的方法来判断其是否有意识。

2. 采取求助措施

抢救者一旦确认患者已经丧失意识，应当立即呼救，请求他人帮助，并及时拨打 120 急救电话。拨打电话时要注意准确叙述患者的病情和事故发生地点，从而便于医护人员及时到达现场进行救治。

3. 采取正确体位

采取急救措施时，抢救者应当根据患者病情，将患者置于正确的急救体位，如心肺复苏急救时，让患者处于仰卧位。此外，抢救者在救助时也要采取正确的急救体位。一般来说，抢救者的体位为两腿自然分开，跪贴或者站立在患者的肩部或腰部。

4. 保持呼吸顺畅

患者发生紧急事故昏迷或者晕厥时，很容易被呕吐物或者其他污物堵塞气道。因此，抢救者在进行救助时，要在最短的时间内解开患者的衣领，并清理患者口鼻内的污物，然后让患者保持头部侧位的姿势，保证呼吸顺畅。

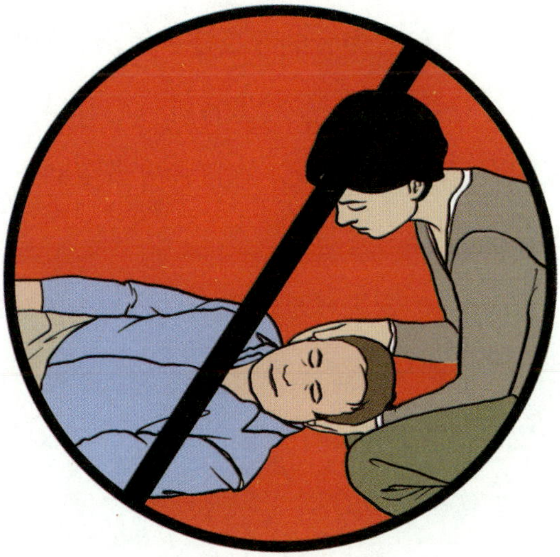

5. 判断呼吸心跳

急救过程中，抢救者可以采用看、听、感觉等方式判断患者是否有呼吸，如果没有呼吸，应立即对患者进行人工呼吸。然后，抢救者还要判断患者的心跳、脉搏，如果心跳停止，则应立即对患者进行心肺复苏。

伤员伤情判断

1. 初级检查

判断伤员伤情，最重要的目的是尽快分清和处理可能威胁患者生命的伤情，从而及时对致命伤进行紧急救助。判断伤情时，抢救者应当遵循“ABC”法则：气管（Airway）、呼吸（Breathing）、循环（Circulation）

（1）检查患者的气管是否顺畅。抢救者呼喊患者，如果患者能够交谈，表明患者的气管是畅通的。如果患者无法做出回应，那么气管则可能处于没有打开或者不畅通的状态。气管如果堵塞会妨碍患者的呼吸，从而导致窒息，甚至死亡。

（2）检查患者的呼吸是否正常。如果患者不能正常呼吸，抢救者应当立即拨打急救电话，并对患者进行心肺复苏（包括胸部按压和人工呼吸）；如果患者可以正常呼吸，抢救者应当帮助患者检查并处理可能会引起呼吸困难的症状。

（3）检查患者是否失血过多。如果患者有出血的情况，抢救者应当立即采取止血措施，避免患者因为失血过多而休克，并且立即拨打急救电话请求救援；如果患者没有出血的情况，则应对患者进行下一步检查。

2. 次级检查

对患者进行初级检查后，抢救者已经基本处理好危及患者生命的伤情，下一步需要做的就是通过向患者本人或者周围的人询问患者情况，从头到脚对患者进行系统检查。在条件允许的情况下，抢救者应当将了解到的情况记录下来，转交给专业人员进行诊断。

次级检查的主要内容包括：查看能力障碍，即患者的反应程度；脱掉或者剪开患者的衣服，进行伤情检查；查找引起患者伤情或者急症的原因，以及相关的病史；观察患者目前表现出来的伤情，如是否存在肿胀、出血、变形或者有异味等表象。

3. 全身检查

询问完患者的病史和症状后，抢救者接下来需要对患者全身进行详细的检查。进行全身检查时，患者应当运用视觉、听觉、触觉、嗅觉等感官体验，对患者从头到脚进行检查。对患者进行全身检查时，不要轻易移动患者。如果患者可以应答，最好保持患者原有的体位或者调整为适合救治的体位；如果患者无应答但仍有呼吸，抢救者可以将患者调整为复原卧位。

抢救者不要遗漏一些潜在的严重伤情。此外，在检查时如果注意到有某些轻伤，先不要急着处理，等全身检查完毕后再处理，以防其他严重的伤情危及患者生命。

急救电话讲什么

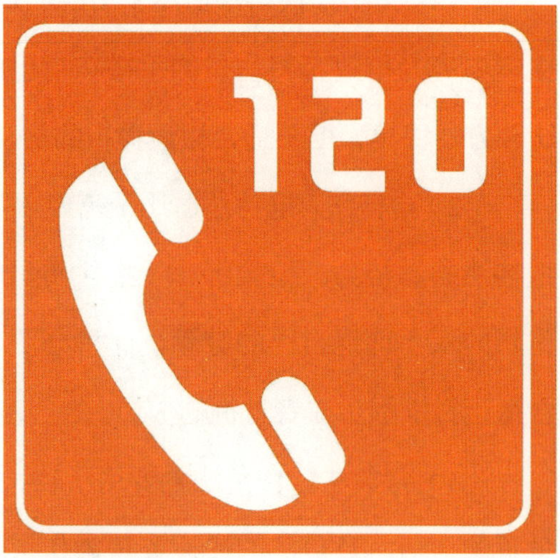

电话中一般要讲清以下几点：

1. 病人的姓名、性别、年龄；

2. 目前最危急的状况，如神志不清、昏倒在地、心前区剧痛、大出血、呼吸困难等发病的时间、过程、用药情况，以及过去的病史与本次发病有关的部分；

3. 病人家庭或发病现场报道场的详细地址和电话号码，以及等候救护车的确切地点，最好是在有明显醒目标志处；

4. 意外灾害事故还需说明伤害性质、受伤人数等情况。

搬运伤员的方法

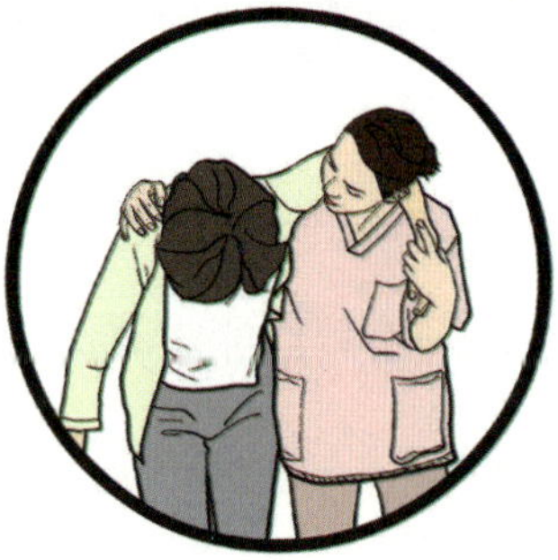
扶持法

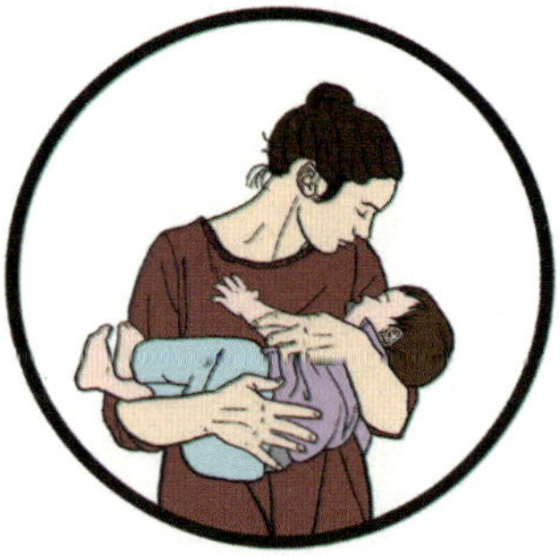
抱持法

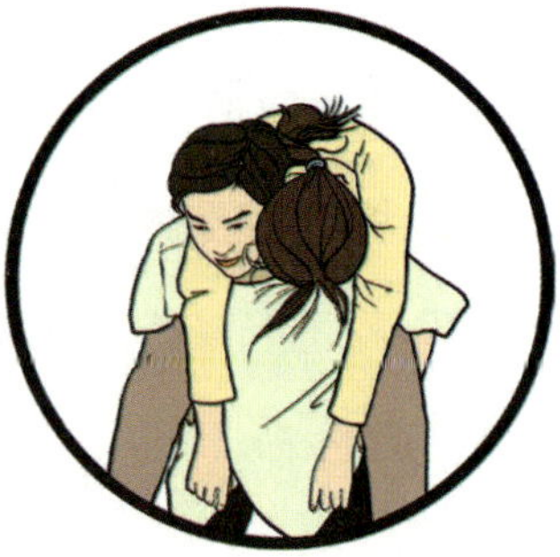
背负法

1. 单人搬运法

（1）扶持法。扶持法适用于清醒、伤势不重、能自己行走的伤员或者病员，搬运姿势为抢救者将伤员的手搭在自己的肩上，然后帮助伤员前行。此方法比较方便快捷，但不适合搬运骨折的伤员。

（2）抱持法。抱持法适用于需要短距离救护的婴儿或者体重较轻的伤员。抱持法的姿势为，抢救者一手抱住伤员的背部，另一手抱住伤员的腿部，让伤员的双手环绕自己的脖颈。此种办法对抢救者的体力要求比较高，但不适合搬运脊椎损伤或者骨折的伤员。

（3）背负法。背负法主要用于较长距离的搬运，但不适用于意识丧失和骨折的伤员。背负法的搬运姿势为伤员趴在抢救者的背上，抢救者双手托住伤员的双腿。

2. 双人或多人搬运法

（1）椅托式搬运法。椅托式搬运法适用于胸腔积液、呼吸困难、心衰的伤员。搬运姿势为，两名搬运者相对而立，四手相握成“井”字形，伤员两手分别搭在两位搬运者的颈部，并坐在“井”字形的手臂上。

（2）床单式搬运法。床单式搬运法是指运用毛毯或床单等工具进行搬运。

搬运者需要先将床单或者毛毯铺在伤员身体下面，然后两人抓住床单或者毛毯的四角搬运伤员。床单式搬运法主要适用于现场没有足够材料，但伤员已经意识丧失的情况。

（3）担架搬运法。担架搬运法是搬运伤员最常用的方法。如果现场没有专业的担架工具，搬运者可以利用门板、床板、椅子等临时工具代替担架。

使用担架搬运法的正确姿势为：让伤员两腿伸直，两臂垂于身体两侧。两名搬运者托着伤员的腿部和臀部，另外两人托住伤员的头和腰部，然后一起将伤员放置在担架上，再用枕头、衣物、沙袋等物品垫在伤员的腰两侧，并采取保暖措施。

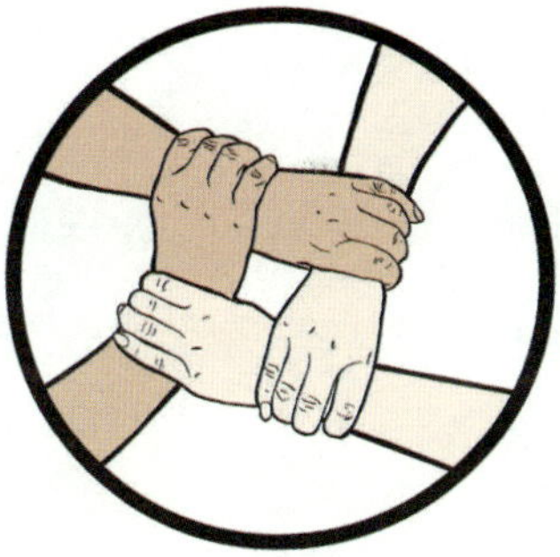
椅托式搬运法

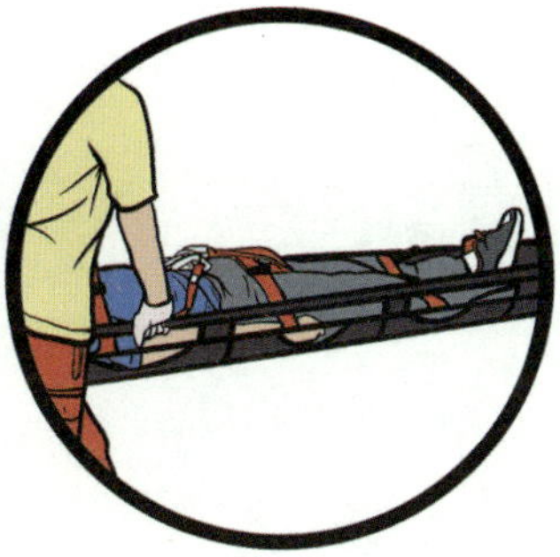
担架搬运法

第二章

窒息与失去知觉的急救

被噎到、食物误入气管窒息

1. 成人急救法

（1）自救法

自己稍稍弯腰，让腹部靠在一个固定的水平物体上，如椅背等。然后用物体的边缘压迫上腹部，快速向上冲击，不断重复这个动作，直到异物排出。

（2）海姆立克急救法

抢救者站到患者背后，一只脚放在患者两腿之间。两手臂环绕患者的腰部，然后右手握拳，将大拇指收在手掌内，避免伤到患者。将右手放在患者胸廓下和肚脐上的腹部，用左手抓住右手，快速向内向上重击压迫患者的腹部。重复以上手法，直到异物排出。

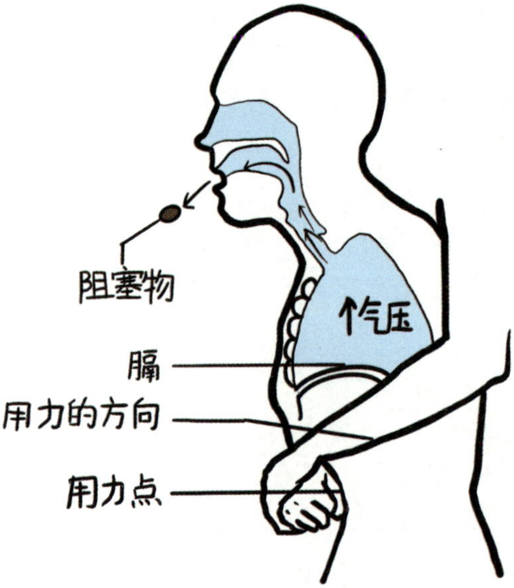

海姆立克急救法

2. 幼儿急救法

（1）拍背法

用左手托住幼儿的面部和颈部，手臂贴着幼儿的前胸，另一只手托住幼儿的后颈部，将幼儿翻转为脸朝下的姿势，并趴在抢救者的膝盖或手臂上。用右手根部在幼儿两个肩胛骨连线的中点拍打 5 下，并观察幼儿是否将异物排出。

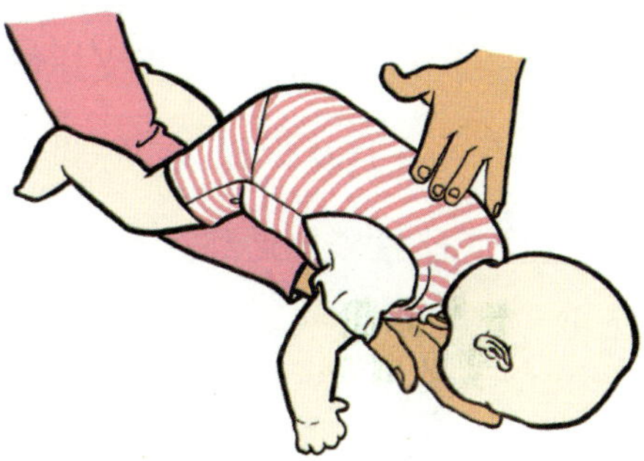

拍背法

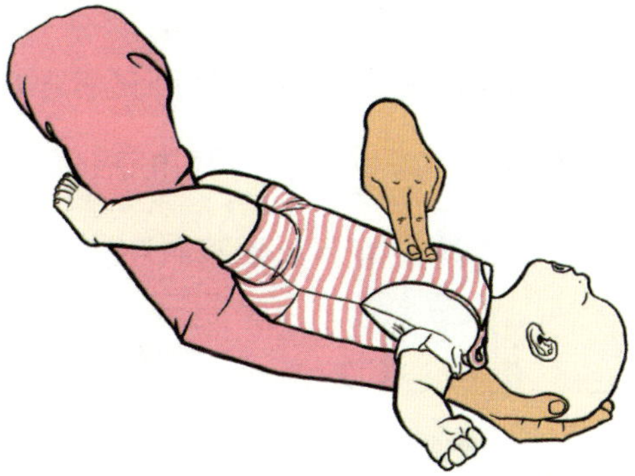

催吐法

（2）催吐法

如果拍背法没有起到效果，抢救者可以用右手托住幼儿的头部和颈部，将幼儿翻转为脸朝上的姿势，并把幼儿放在自己的右腿上。用食指找到幼儿两乳连线的中点，用两手中指或者食指按压幼儿胸廓和脐上的腹部，按压5次，并观察异物是否排出。

如果使用以上方法对幼儿和成人进行急救后，没有产生效果，则应立即将患者送往医院进行救治，让医生采用专业的方法取出异物，千万不要拖延时间！

悬吊、勒吊窒息

1. 解除勒颈物

如果伤员处于悬吊状态，为避免断绳后伤员坠地摔伤，抢救者应先抱住伤员的身体，然后再剪断绳索；如果伤员处于勒吊状态，抢救者应当先扶住伤员身体，然后再剪断绳索，从而避免伤员因为倒下而摔伤。剪断绳索后，抢救者应将伤员平放，然后尽快去除伤员脖颈上的勒索物，以便于进行下一步急救。

2. 判断呼吸心跳

解除勒颈物后，抢救者应试着呼喊伤员。如果伤员有应答，应当支撑伤员头颈部，并及时拨打急救电话；如果伤员无应答，并且意识丧失，呼吸心跳均停止，瞳孔放大，抢救者则应当机立断，对伤员进行紧急处理。

3. 进行心肺复苏

一旦确认伤员呼吸心跳停止，抢救者应当立即对伤员进行心肺复苏。心肺复苏包括人工呼吸和胸外按压，一般要先后进行（先胸外按压后人工呼吸）。人工呼吸是指抢救者深吸一口气后，通过口对口的方式将氧气传送到伤员体内。胸外按压的具体方法为：让伤员仰卧在地面或者平板上，然后抢救者跪在其胸旁，交叉双手，手掌根部按压在患者两乳连线的中点。按压时应当把身体的重量放在胳膊上，双臂伸直，保持每分钟 100~120 次以上的速度。按压深度一般为 5~6 厘米，为了达到有效的按压，按压时抢救者可以根据伤员的体形增加或者减少按压的深度。

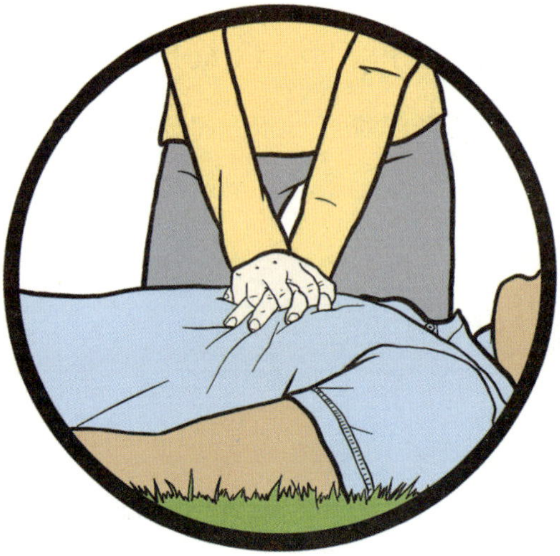

4. 送医院治疗

即使悬吊或勒吊伤员经过急救已经完全苏醒，抢救者也仍然要拨打急救电话，及时将伤员送到医院，让医护人员检查并记录伤员的生命体征，确保伤员的绝对安全。

休克：缺血缺氧综合征

1. 简单包扎

对于外伤引起的休克患者，应先在现场进行简要的包扎、固定、止血，避免患者失血过多。

2. 保持医学体位

让患者躺平，可将患者的双下肢稍微抬高，以利于静脉血回流，保证大脑供血充足。如果患者出现呼吸困难等情况，可以根据实际情况先将患者的头部和躯干稍微抬高，保证呼吸顺畅。

3. 垫高颈部

用枕头或者其他物品将患者的颈部垫高，同时托起患者的下颌，让患者的头部保持后仰的姿势，然后将患者的头偏向一侧，以防患者呕吐时，呕吐物进入气道导致窒息。

4. 注意保暖

一般的休克患者体温较低，非常怕冷，所以施救者要给患者盖好衣物。但如果患者为感染性休克，则会出现高热现象，此时我们应给患者降温，如在患者的颈、腹股沟等处放置冰袋，或者用酒精擦拭等。

5. 保证供氧

休克发生时，患者会因氧气不足而窒息，如果现场有供氧设备，应当及时让患者吸氧。情况紧急时，可通过人工呼吸进行紧急救治。

6. 联系医院

在紧急救治的同时，尽快拨打急救电话，以保证患者能够得到迅速专业的救治。

昏迷：意识障碍

1. 保持安静，并帮助患者卧床

切记不要让患者枕高枕，尽量不要搬动患者，尤其不要随意搬动患者的头部，避免患者头部震动。

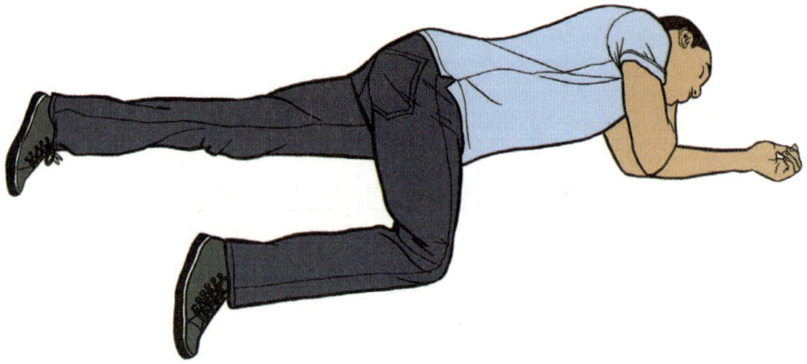

2. 采取稳定侧卧位，确保患者呼吸顺畅

将身体下方的手臂伸展开来，垫在头一侧；另一只手搭在低位手臂的肩部，将头部摆为侧向下略低，一条腿弯曲，一条腿伸直。侧卧位可以避免患者气道堵塞，便于排出呕吐物或分泌物，从而保持气道通畅。在急救过程中，抢救者要随时注意帮助患者清理呕吐物和分泌物，如果患者戴有活动假牙，应当立即取出，防止患者窒息。在昏迷期间，不要给患者喂水或者喂药。

3. 注意保暖

可以给患者适当盖上衣服或者毛毯，以免患者受凉。如果患者存在躁动不安或者抽搐症状，必要时可以使用保护袋，从而避免患者坠床或摔伤。

4. 送往医院

如果患者呼吸停止或者心脏骤停，应立即对患者进行心肺复苏并及时拨打 120 急救电话。

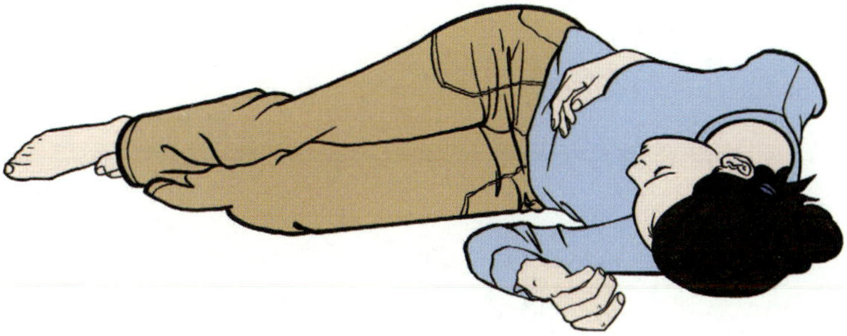

抽搐：肌肉强烈收缩

1. 让患者保持侧卧位

避免唾液或者呕吐物等进入气管导致窒息，并防止舌头向后坠入咽喉部从而导致气管阻塞，致使患者缺氧。

2. 注意仔细观察患者的情况

需要注意患者的抽搐症状是从哪一侧开始的，从而可以在医护人员到来后及时叙述患者情况，确保其可以获得准确的救治。

3. 保证患者有足够的空间

将周围的危险物品迅速拿开，并将患者转移到比较安全的地方。如果患者的抽搐是由于高热引起的，则需要将患者的衣服解开，并在头部、颈部、腋下和腹股沟部放置冰袋降温，并喂患者一些冷的盐水；如果患者的抽搐是由于急性心源性脑缺血引起的，抢救者应立即拨打急救电话，并应让患者吸氧。

4. 注意患者自伤

患者发生抽搐时，很容易咬伤舌头，因此可以将筷子、手帕（折叠数次）或压舌板等物品放置在患者上下齿之间，以防患者自伤。

5. 仔细检查

在急救过程中，抢救者应当积极搜寻患者的病史信息，并记录抽搐的发作时间。一旦抽搐症状终止，应立即检查患者的生命体征。如果患者可以自主呼吸，则让患者保持复苏体位。一旦患者停止呼吸，抢救者应立即对其进行心肺复苏。

6. 及时联系医院

患者抽搐结束后，抢救者应当立即将患者送往医院。如果患者反复出现抽搐症状，则需要立即拨打急救电话，尽快让患者得到专业医护人员的救治。

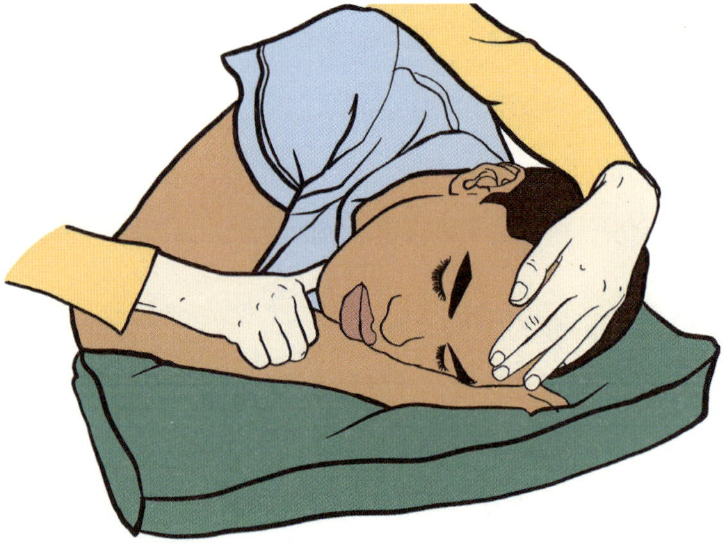

第三章

出血与创伤情况急救

动脉出血

1. 指压止血法

较大动脉出血后，应当立即用拇指在伤口上方（近心端）的动脉压迫点上用力地按压，从而使血管封闭，中断血流，但每次按压不能超过 10 分钟，以免受伤部位因为血液不流通而坏死。指压止血法只是一种迅速有效的临时止血方法，一旦止住血后，抢救者应立即采用其他止血方法。

2. 加压包扎止血法

首先用消毒纱布覆盖伤口，然后将毛巾、帽子或棉花团等折叠成垫子，放在伤口上，接着用绷带或者三角巾紧紧包扎住伤口，从而达到止血目的。此法适用于小动脉出血，如果患者伤口处有碎骨，不要采取此法。

3. 加垫曲肢止血法

当患者的前臂或者小腿动脉出血时，可以在患者的肘窝或者膝盖弯曲处放置毛巾、棉花团等物，然后弯曲患者的关节，用绷带或者三角巾将弯曲的肢体紧紧包扎住。

4. 止血带止血法

患者四肢的较大动脉出血时，如果其他方法达不到止血效果，则使用止

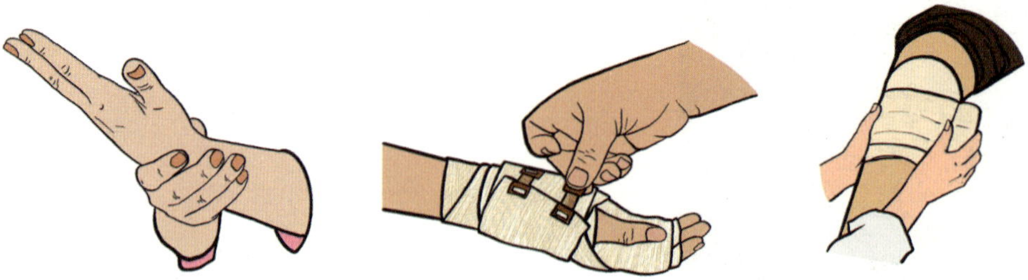

血带止血。原则上缚止血带的时间不能超过 4 小时，如果患者需要长时间使用止血带，则应当每隔 1 小时放松一次止血带，放松时间大约在 1~2 分钟，放松期间应当压住伤口，避免大量出血。

静脉出血

1. 普通患者急救方法

当普通患者的静脉出血时，抢救者应该及时予以止血，如果身边有碘酒或者酒精，则应先对伤口进行消毒，并用消毒纱布覆盖在伤口上面。如果伤口比较大，则应立即采取紧急救助措施，使用一些基本的止血方法帮助患者止血。

当患者较大的静脉出血后，抢救者应当采取指压止血法，立即用拇指按压住患者伤口下端，即远心端，从而达到止血目的。

采用指压止血法可以将患者的血管压扁，从而减缓血液流动的速度，易于血液凝块，但指压止血法一般需要持续 5~15 分钟才会达到止血效果。当患者的受伤部位比较深时，抢救者可以将棉花团或者纱布填塞到伤口上，然后

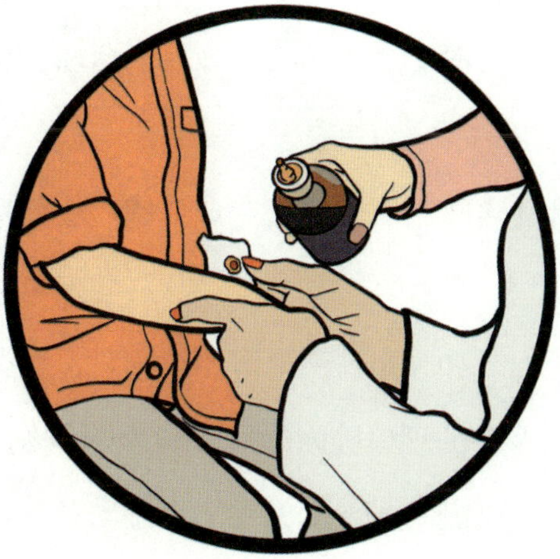

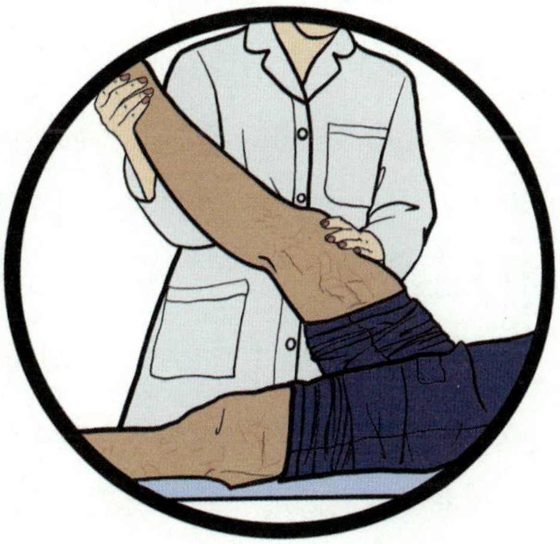

再进行加压包扎。此外，将患者的受伤部位抬高，也有助于静脉出血的止血。

2. 静脉曲张患者急救方法

当静脉曲张患者的静脉出血时，我们首先应让患者平躺，然后尽快将患者的腿抬高，从而减少出血。抢救者需要用肩膀或者椅子将患者的腿部架起来，用干净的纱布垫直接按压受伤部位，直到控制住出血。

在急救过程中，抢救者应当脱掉患者的袜子或者弹力长袜等可能加剧患者出血的衣物。包扎伤口时，抢救者应当在纱布上放置一块大而柔软的垫子，并用绷带包扎住。注意绷带不要包扎得太紧，避免患者下肢血液循环受到影响。

包扎完成后，抢救者需要立即拨打急救电话。在医护人员到来之前，抢救者应当保持患者的腿部抬高，并记录好患者的呼吸、脉搏和反应程度等。此外，抢救者需要每隔 10 分钟检查一下患者的绷带和患者下肢血液循环情况。

咯血和呕血

1. 咯血急救措施

（1）让患者保持侧卧位，确保呼吸道通畅。

（2）如果患者精神紧张，抢救者应当及时安抚患者，让其保持镇静，必要时可以让患者服用一些镇静药物。

（3）让患者口服适量的复方甘草片或者咳平等药物，避免其剧烈咳嗽时震破大血管。

（4）利用一些止血药物帮助患者止血。如果患者咯血时不慎窒息，那么抢救者应立即将患者的头偏向一侧，然后及时清理口腔内的血块或者分泌物，并将患者保持头低足高体位或者俯卧位，轻拍患者背部，帮助患者排出淤血。

2. 呕血急救措施

呕血患者呕血时，其主要表现为上腹剧痛，呕出黑紫色或者咖啡色血液；头晕、气短、心慌、无力，精神萎靡，四肢湿冷，甚至休克。如果遇到呕血患者，应当及时采取以下急救措施：

（1）让患者保持镇定，采用侧卧位，并保持头低足高姿势，从而确保患者脑供血量充足。呕血时，不要让患者咽下。出血期间，不要让其进食或者饮水。

（2）当呕血症状有所缓解时，抢救者可以用冰水调制适量的药物，如果没有药物，可以直接在冰水里加适量的盐，让患者服用，刺激血管收缩，达到止血的目的。此外，还可以在患者腹部垫上纱布，然后放置一些冰袋止血。

（3）如果呕血患者出现昏迷或休克等症状，应当立即拨打急救电话，在送医过程中，要尽量避免颠簸，并注意为患者保暖。

耳、鼻出血

1. 耳出血急救方法

（1）如果患者的意识清醒，可以让患者保持侧卧体位，然后将患者的头倾向出血的一侧，帮助其排出血水。

（2）在不清楚出血原因的情况下，抢救者不要随便往患者耳内滴药或者冲洗耳部，以免细菌误入耳内，引发中耳炎。如果患者的耳道口有泥土或者异物，抢救者可以用酒精棉球轻轻将泥土擦净，或用镊子小心地将异物取出。如果确认患者鼓膜破裂，可以用牙签卷上些许脱脂棉，然后用酒精擦拭耳道，最后用消毒棉球堵住患者外耳道，避免灰尘进入其耳部。如果鼓膜是颅底骨折而导致破裂时，切记不要使用堵塞外耳道的方法止血。

（3）患者鼓膜破裂后，要注意洗漱时，不要让水灌入耳道。此外，尽量不要擤鼻涕，以免气体或鼻涕进入耳道，引发中耳炎。

（4）一般来说，外伤性耳出血大部分能够自行愈合。只要平时妥善处理，注意不要感染即可。但如果患者耳出血比较严重，抢救者需要立即将其送往医院，尽快使其得到专业治疗。

2. 鼻出血急救方法

（1）让患者坐下，头部向前倾斜，从而让血液从鼻腔内流出。让患者捏住鼻翼，通过口腔呼吸，保持 10 分钟以上。切记不要让患者仰头，以防血液流到咽喉引起呕吐。

（2）尽量不让患者说话，少做吞咽、吐痰或吸鼻子的动作，以防影响血液凝结。让患者用干净的布或者纸擦掉流出来的血液。10 分钟后，让患者放开鼻翼，如果鼻子依然在出血，则让患者继续捏住鼻翼。如果止住了血，仍然需要让其保持前倾的姿势，并用温水清理鼻子周围。在未来几个小时内，保证患者安静休息，避免用力。

（3）如果患者鼻子反复出血，应继续帮助患者捏住鼻子。如果患者出血超过半小时，或者出血比较严重，则应立即将患者送往医院，接受专业治疗。

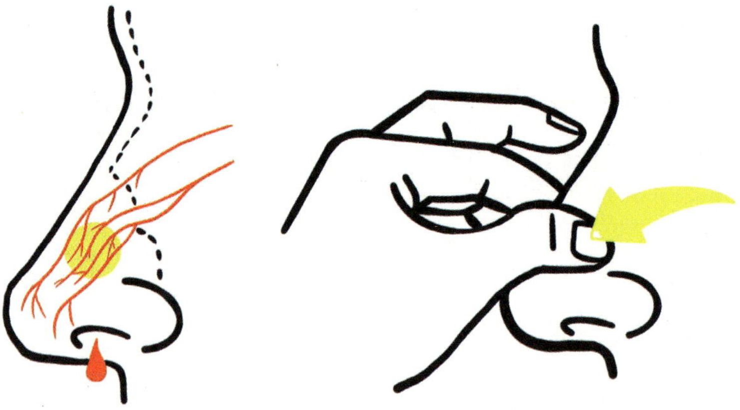

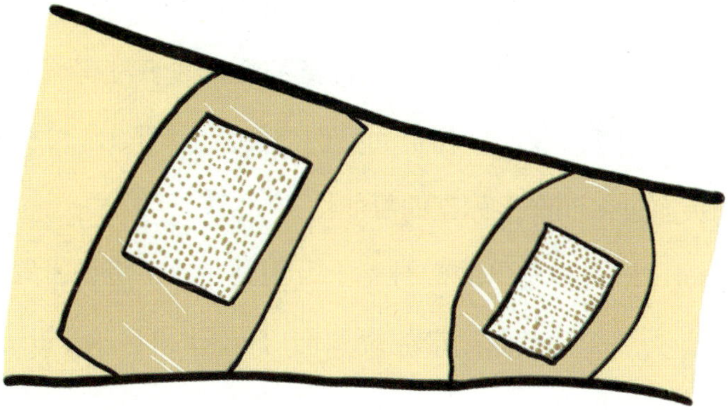

刺伤

发现被刺伤伤员时，抢救者急救的主要目的是控制出血。如果周围无人救助，受伤者也应保持镇静。当四肢的伤口出血比较严重时，应当就地取材，迅速用干净的手帕、衣物等物品自己进行包扎。包扎时松紧程度要适当，避免骨头移位。每隔 10 分钟左右松开包扎一次，以防伤口下端因缺血而坏死。

针对小而浅的伤口，应当先清除异物，等出血止住后，使用消毒水或者生理盐水清洗局部，然后用创可贴或纱布等医疗用品包扎伤口。

针对比较深的伤口，尤其是伤及血管、神经、内脏的伤口，一定不要随意拔除刺入物，以免加剧患者的内伤。如果伤口比较大且出血不止，应当使用压迫止血法，或使用止血带以及其他物品先止住血，注意不要抬高患者的腿部，以防血液倒流增加出血量。然后，立即拨打急救电话，将伤员送往医院进行抢救。

头部创伤

如果伤员头部受伤部位的皮肤外翻，抢救者应当小心地将外翻皮肤恢复到原来的样子，同时应当认真安抚伤员，不要使伤员精神紧张，让其保持镇定。

迅速用清水清洗伤口，然后使用消过毒的敷料或者没有绒毛的布料覆盖住伤员的伤口，并用手轻轻压住伤员的受伤部位，保持按压 10 分钟左右，以降低伤员因为失血过多而产生休克的可能性。

将一只手固定放置于伤口的敷料之上，用另一只手将绷带的一端放在敷料上，然后缠绕头部，并确保绷带缠绕到伤口位置时有一定的压力。缠绕时可以将绷带上下缠绕并相互压叠，从而防止绷带从头部滑落。

让伤员保持平卧体位，并将其头部和肩部稍微抬高。在急救过程中，如果伤员出现眩晕或者休克等现象，抢救者应立即拨打急救电话。在等待医护人员到来期间，抢救者应当及时记录伤员的呼吸、脉搏和反应程度，以便医护人员根据伤员情况，采取正确的抢救措施。

如果伤员头部受伤后，其耳朵有液体流出，抢救者应用干净的布料盖住伤员的耳朵，让耳内的液体自然风干，并将伤员调整为侧卧体位，让流出液

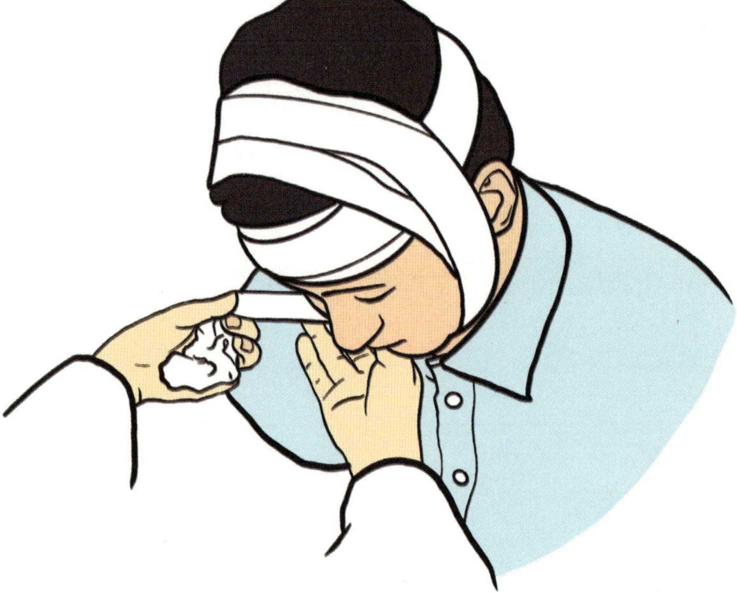

体的部位朝下，千万不要用物品塞住伤员的耳朵，以免给伤员带来更大的伤害。

若伤员因为头部被砸伤而昏厥，那么抢救者应当立即将伤员送往医院。在被砸伤的 24 小时内，一定要时刻陪伴伤员，并每隔几小时唤醒伤员一次，确保伤员处于清醒状态。若伤员已经失去知觉，并且其呼吸和脉搏已经消失，抢救者应当立即对伤员进行心肺复苏。

胸、腹损伤

1. 胸部损伤急救措施

（1）帮助伤员躺下，如果伤员还有意识，应当鼓励其向受伤一侧倾斜，以保持其呼吸顺畅。

（2）如果伤员出现出血情况，抢救者首先应当用手按压住伤口，然后就地取材，将衣物反复折叠，压在伤员伤口上。如果条件允许，则应先用纱布覆盖伤口，再用衣物覆盖伤口。

（3）当伤员胸口存在刀具等异物时，不要轻易拔除。在为伤员止血时，应当绕开异物进行压迫止血。

（4）包扎伤口时可以用长袖进行包扎。如果条件允许，则使用三角巾为伤员进行包扎。

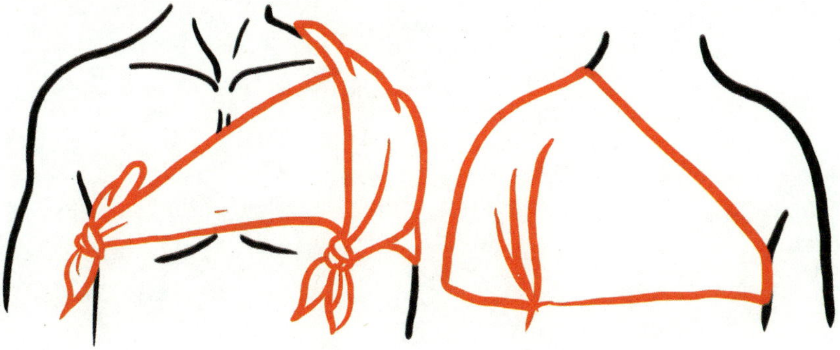

（5）急救期间，不要随意搬动伤员。将伤员搬上救护车时，不要采用肩背或者怀抱姿势，要使用平托法搬动伤员。

2. 腹部损伤急救措施

（1）及时拨打或者让围观人员帮忙拨打急救电话。

（2）让伤员保持仰卧或者半卧体位，并将双腿弯曲，从而减轻腹部的压力，这样做有利于止血。

（3）压迫伤员伤口止血。如果有条件，应当用纱布覆盖伤口，然后再用衣物压迫伤口止血。如果没有医用纱布，可暂时用衣物压迫止血。止血期间，不要随意拔除伤口上的异物。

（4）急救期间，不要让伤员随意活动，也不要给患者喂水、喂食物，以免影响后续治疗。

（5）当伤员的胃肠外露时，不能随意将其复原，应当用碗类器具扣住外露胃肠，并用纱布或其他布料包扎固定，然后尽快送往医院进行治疗。

第四章

骨折和肌肉损伤的急救

骨折

1. 闭合性骨折的急救措施

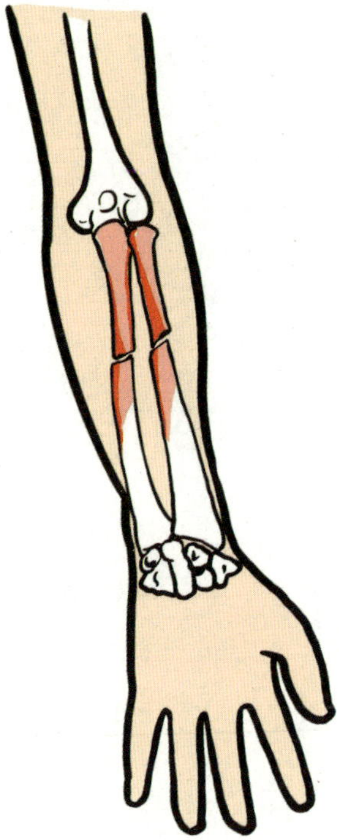

（1）让伤员保持静止状态，不要活动。急救者用手支撑住伤员骨折部位上下处的关节。如果急救时周围有旁观者，可以和旁观者一起固定伤员的骨折部位。

（2）在伤员骨折部位的周围放置一些海绵垫或者其他衬垫，以便临时支撑伤员。对于手臂骨折的伤员，我们可以用汽车将其送往医院；而遇到腿部或者其他部位骨折的伤员，应当拨打急救电话，让医护人员将其送往医院。

（3）在等待急救人员期间，抢救者可以将伤员骨折的部位固定到没有受伤的部位。例如，手臂骨折时采用悬吊固定方法，腿部骨折时使用宽绷带将骨折的腿部固定在没受伤的部位。

（4）如果伤员休克，抢救者应当抬高伤员的腿部（不要抬高受伤的腿部）并及时拨打急救电话，同时记录伤员的生命体征。

2. 开放性骨折的急救措施

（1）使用干净的纱布覆盖伤员骨折的部位，并压迫伤员受伤部位周围进行止血，注意不要按压在伤员突出的断骨上。

（2）把敷料放在伤员伤口上，并用纱布覆盖敷料，然后用绷带固定敷料和纱布，对伤员进行包扎。包扎时注意绷带不要太紧，以防影响伤员其他部

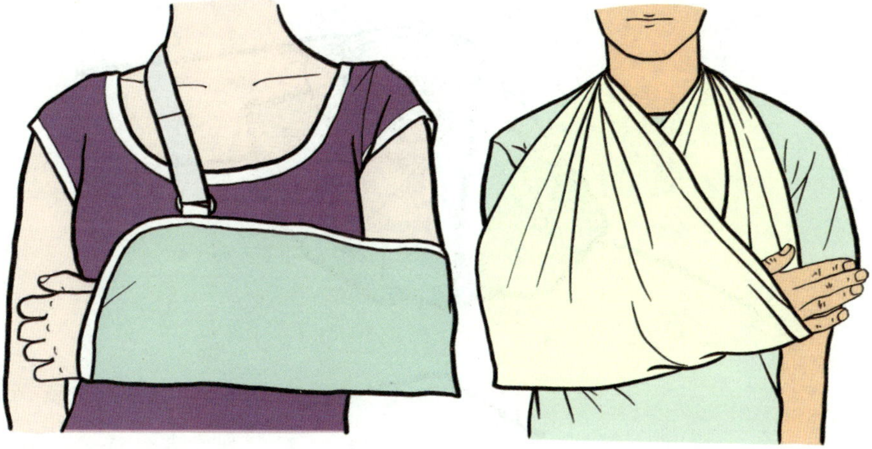

位的血液循环。将伤员的骨折部位固定好以后，抢救者应当每隔 10 分钟查看一下伤员其他部位的血液循环情况。如果伤员的血液循环受到影响，则应将绷带松开数分钟。

（3）在急救过程中，如果伤员出现休克症状，抢救者应当按照休克的急救办法将伤员的腿抬高；如果伤员骨折的是腿部，那就将他没有受伤的腿部抬高，并记录伤员的生命体征。此外，应立即拨打急救电话，尽快将伤员送往医院。

关节脱位

1. 让伤员保持静止

帮助伤员支撑受伤部位，并将受伤部位保持在最恰当的位置。由于后期治疗时一般会使用麻醉药物，所以在救助期间，伤员应当禁水、禁食。

2. 使用冷湿布覆盖受伤部位

切记不要强行将伤员脱位部位自行复原，避免对伤员造成进一步损伤。

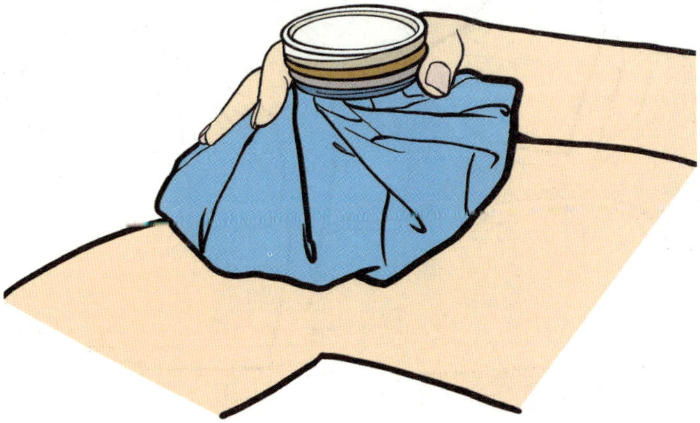

3. 用绷带或者三角巾固定伤员受伤部位

如手臂脱位时，将手臂固定在胸前。

4. 立即拨打急救电话

在等待医护人员期间，每隔 10 分钟检查一次伤员绷带以外部位的血液循环情况，必要时应将绷带解开重新包扎。

肌肉拉伤

1. 停止运动锻炼

帮助伤员坐下或者躺平，从而保护伤员受伤部位，避免伤员遭受二次伤害，让伤员保持一个舒适姿势支撑受伤部位，最好将受伤部位抬高。

2. 冰敷患处

将冰袋或者冷垫覆盖在伤员的受伤部位，通过冷敷减轻伤员的疼痛感，以及减缓受伤部位的肿胀程度和淤血现象。

3. 包扎患处

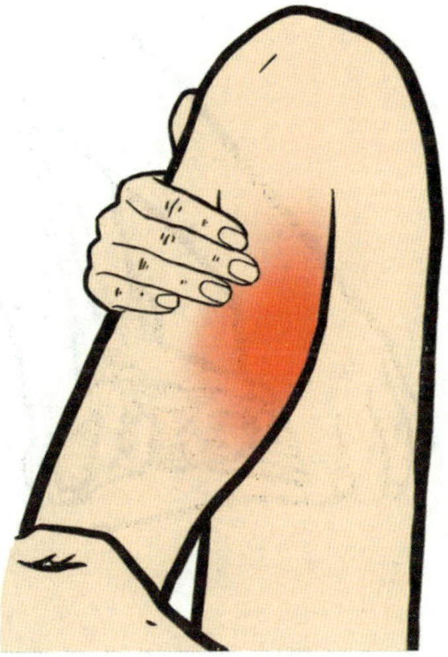

使用棉布覆盖受伤部位，然后用弹性绷带包扎受伤部位，通过加压减少受伤部位内出血量，防止组织液增加。使用绷带包扎时需要注意，如果伤员感到刺痛、麻痹或者皮肤变色，则需要解开绷带重新包扎，以免受伤部位周围的血液不循环。

4. 禁止热敷

肌肉拉伤后，在 24 小时内不要对受伤部位进行热敷，也不要给伤员进行揉捏和按压，以免加重内出血和肿胀现象。

5. 抬高患处

抬高受伤部位，减轻伤员的不适感，以缓解受伤部位肿胀和淤血情况。

脚崴伤

1. 先冷敷后热敷

冷敷和热敷都是物理疗法，冷敷的作用为止血，而热敷的作用为活血。因此，脚崴伤后，为了避免内部破裂的血管继续出血，应当先冷敷控制住伤势，等到出血停止后再转用热敷。原则上，崴伤 24 小时后，就会停止出血。

2. 适当活动

在伤员刚刚崴伤，其伤势还未恢复时，抢救者应当抬高伤员的受伤部位，限制伤员的活动。等到伤势比较稳定时，再让伤员自行活动脚踝，但是注意

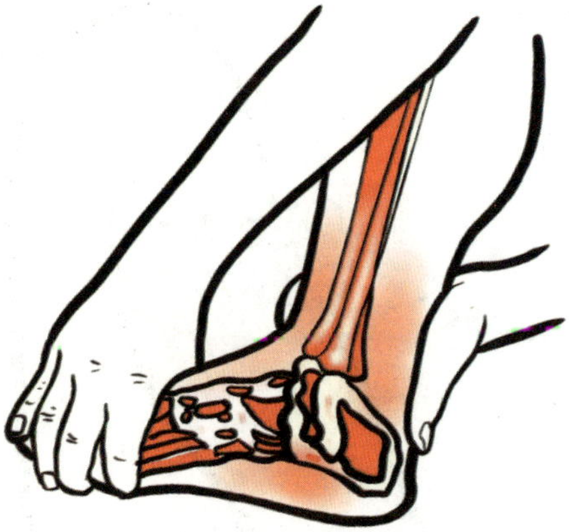

不要让其做会引起剧痛的动作。当脚部的肿胀感和疼痛感基本消除后，伤员可以尝试下地走动。

3. 适当按揉

伤员崴伤初期，在血肿还未消退前，抢救者可以用手掌按揉伤员血肿处，其力道控制在虽疼但是可以忍受的程度即可，每次按揉时间为 2~3 分钟，重复按揉 5 次。当出血停止后，抢救者应当以揉为主。

4. 正确用药

伤员脚部内出血停止之前，注意不要服用活血药物，可以适当用镇痛药物喷洒伤处。

第五章

意外事故中的急救

触电

1. 脱离电源

触电急救时，首先应当让触电者脱离电源。因为电流作用的时间越长，对触电者的危害就越大。切断电源时，首先应立即关闭电源的开关，拔掉电源插头，然后利用干燥的木杆、塑料制品等绝缘物品挑开触电者身上的电源。

如果触电者仍在漏电的电器上，则应立即用干燥的绝缘棉被、棉衣将触电者推开。切记，在未切断电源之前，不要直接用手去触摸触电者，以防抢救者因触电而伤亡。此外，如果触电者触碰的为高压电，则应当立即向当地电力局求助，请求切断高压电区域的电源。在被告知可以安全接近触电者之前，千万不要轻易接近触电者。

2. 观察触电者

触电者脱离电源后，如果神志清醒，呼吸心跳还存在，为防止发生心衰或休克症状，不要让触电者站立或者走动，应当让其就地平卧，同时仔细观察触电者情况，并合理包扎触电者的灼烧伤口。抢救高压电触电者时，还要注意防止触电者再次摔伤。

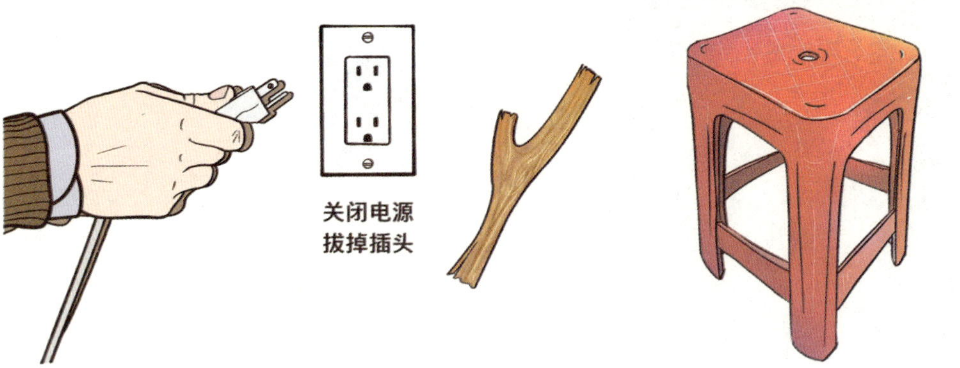

3. 心肺复苏

如果触电者的心跳停止，但呼吸尚存，则抢救者应当立即对触电者进行胸外按压。如果触电者的呼吸、心跳均停止，则应当对触电者进行心肺复苏。在抢救过程中，抢救者应当每隔几分钟检查一次触电者的呼吸心跳情况，在医护人员未到来之前，抢救者应当一直抢救触电者。

溺水

1. 清除口鼻内杂物

让溺水者头朝下，立即撬开其嘴巴，将口腔和鼻腔内的杂物清除出去，然后迅速用手掌连续拍打溺水者后背，保持其呼吸顺畅。

2. 清除积水

让溺水者头部和脚部向下，趴在抢救者腿上，然后压迫其背部，从而清

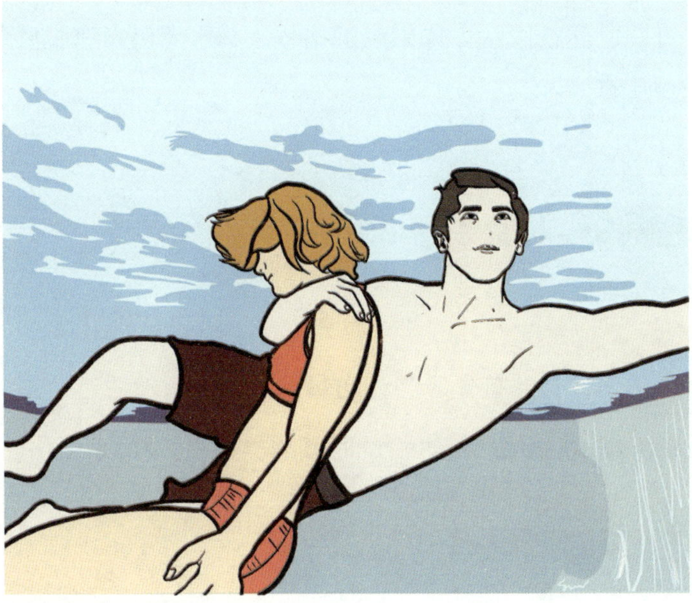

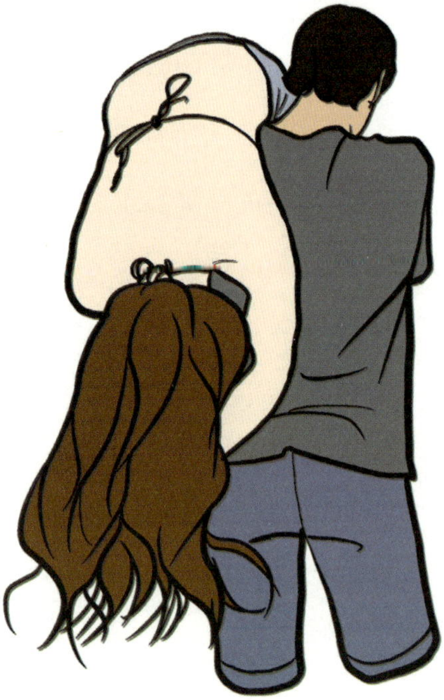

除溺水者呼吸道内的积水。或者将溺水者双脚放置在抢救者肩上，使其头、足下垂，然后通过原地跑动，倒出溺水者呼吸道内的积水。

3. 心肺复苏

如果溺水者呼吸和心跳已停止，抢救者应当迅速对溺水者进行心肺复苏。清除溺水者口鼻堵塞物和呼吸道积水时，速度一定要快，从而给心肺复苏争取更多的时间，增加溺水者的存活率。

4. 送往医院

经过初步抢救后，如果溺水者的呼吸、心跳逐渐恢复正常，则可让其饮用一些温水并将其送往医院。如果经过抢救，溺水者仍没有脱离危险，应当尽快将其送往医院。

烧、烫伤

1. 冲

遇到烧、烫伤伤员，首先应当让伤员远离热源，然后迅速用流动的冷水冲洗伤员受伤部位 10~20 分钟。冲洗的时间越早，越容易降低受伤部位的温度，并减轻烧、烫伤对组织造成的损害。

2. 脱

冲洗完毕，帮伤员的皮肤降温之后，应当小心地脱去伤员表面的衣物。必要时，可以用剪刀将衣物剪开，以免脱衣服时不小心碰到伤口。如果伤口上有粘连的衣物，切记不要强行脱离，避免造成新的伤害。

3. 浸泡

如果伤员的疼痛感十分剧烈，可以将伤员烧、烫伤部位在冷水中浸泡10~30 分钟，以缓解伤员的疼痛感。

4. 处理伤口

使用棉质的布类或者干净无菌的纱布覆盖伤口，并将其固定住。如果伤员的面部烧伤或者烫伤，应当让伤员保持坐姿或者半卧体位，将干净无菌的纱布在口、鼻、眼、耳等部位剪出几个洞，然后覆盖在伤员脸上。

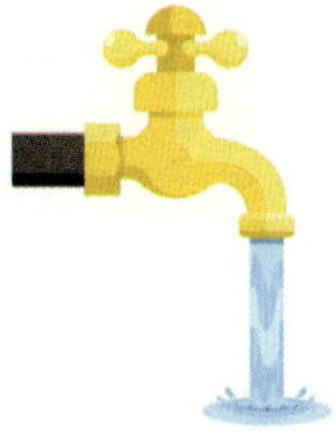

冲

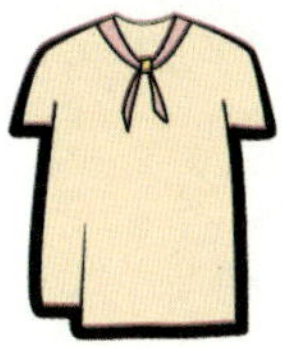

脱

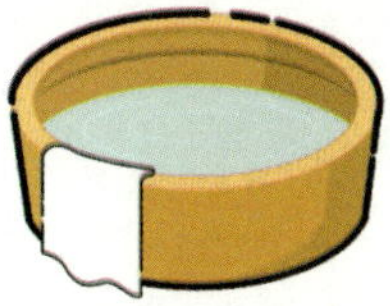

泡

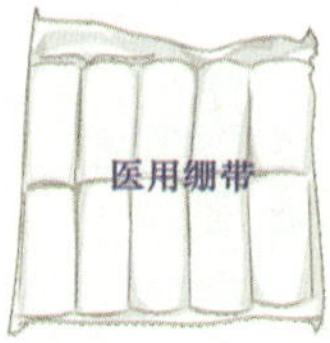

盖

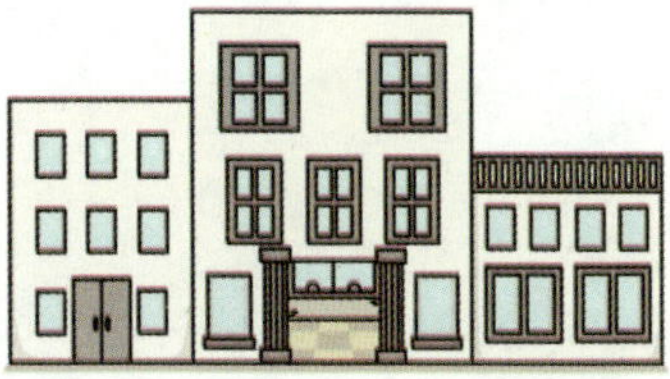

送

5. 视情况送往医院

轻度烧、烫伤一般会导致皮肤发红，但不会起水泡，三五天皮肤就可以痊愈，轻度烫伤者可以在家自行处理。而重度烫伤者在冷却后，依旧剧痛难忍，并出现水泡。因此，发现重度烧烫伤者时，应当用干净的纱布或布类覆盖伤员伤口，切记不要将创面上的水泡弄破，然后立即将伤员送往医院。

第六章

过敏与中毒情况急救

花粉过敏

1. 判断过敏情况

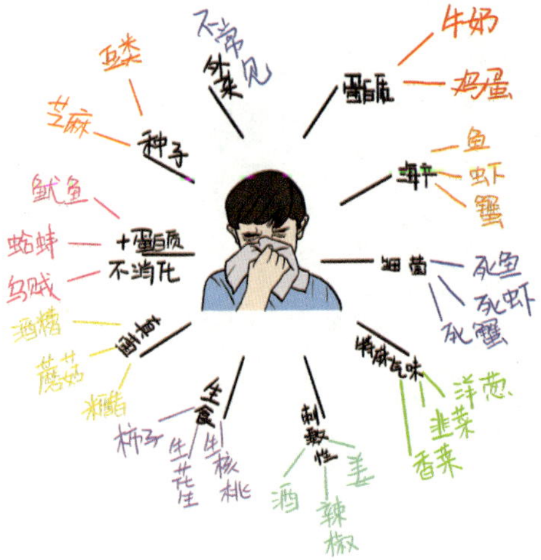

患有过敏性鼻炎、荨麻疹或者支气管哮喘等疾病的患者如果出现过敏反应，一般症状为全身不适，口舌和手脚发麻，全身发痒，皮肤潮红、起疹，严重者还会出现头晕、心悸、哮喘、呼吸困难，甚至昏迷、停止呼吸等症状。

2. 酌情处理

由于患者的病史和过敏反应不同，抢救者在进行急救时应当酌情处理。针对皮肤潮红、起疹子等轻微症状的患者，抢救者只需将其尽快送往医院。针对头晕、哮喘等严重患者，则需要让其处于平卧状态，并解开其衣袖、领口。当患者呼吸困难时，抢救者需要抬高患者的上半身，并抬起患者的下颌，从而保证其呼吸顺畅，防止异物堵塞呼吸道。

3. 向医院求救

若患者出现头晕、心悸、哮喘、呼吸困难、昏迷等严重症状，在对患者采取急救措施的同时，抢救者应当立即拨打急救电话，确保患者能够在最短的时间内得到专业的医疗救助。

4. 借助随身脱敏药物

在抢救过程中，如果患者意识清醒，抢救者可以帮助患者服用随身携带的扑尔敏、西替利嗪等常用抗过敏药物。如果患者出现窒息、昏迷状况，抢救者可以在患者身上搜寻是否有肾上腺素自动注射器等脱敏药物并及时注射。肾上腺素自动注射器的使用方法通常是将其注射到腿部，然后按摩注射部位 10 秒以上，从而让患者充分吸收药物。

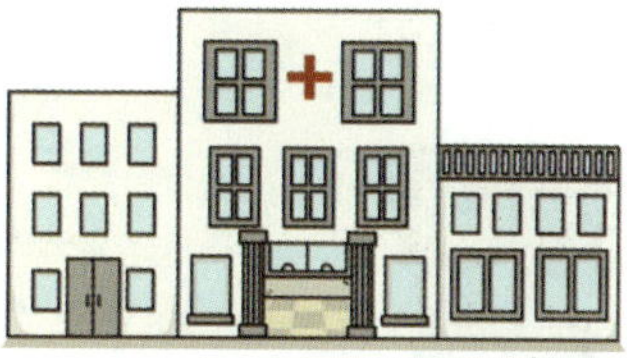

轻微症状，及时送往医院

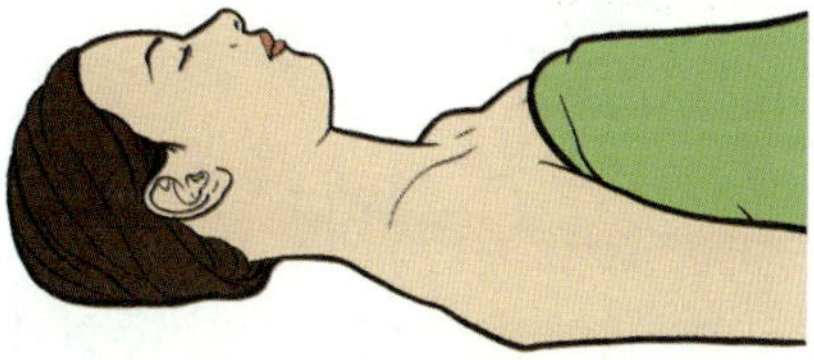

严重症状，平卧并解开衣领袖口

5. 心肺复苏

如果患者出现意识丧失，颈动脉搏动消失，呼吸、心跳停止症状，抢救者需要对患者进行心肺复苏。

食物中毒

1. 催吐法

食物中毒最快的急救方法，就是让患者尽快把吃进去的食物吐出来，从而把肠胃里的有毒食物清除干净。如果吃下的时间不长，可以采用催吐的方法进行急救。催吐法包括盐水催吐、姜汁催吐、探喉催吐等。

（1）盐水催吐。盐水具有催吐的效果，食物中毒者可以饮用比较浓的盐水。如果喝一次吐不出来可以多喝几次，要尽量吐到没有东西为止。

（2）姜汁催吐。食物中毒者家里如果有生姜，可以立即把生姜捣成汁，然后用开水冲服。姜汁具有解毒护胃的功能，同时还可以催吐。

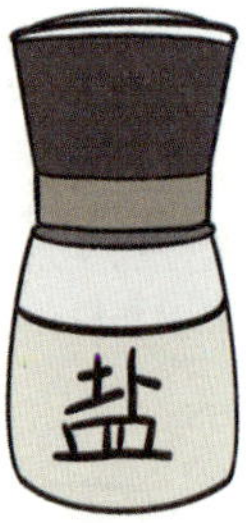

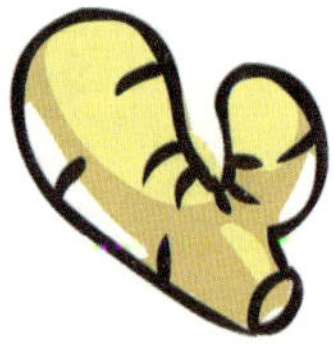

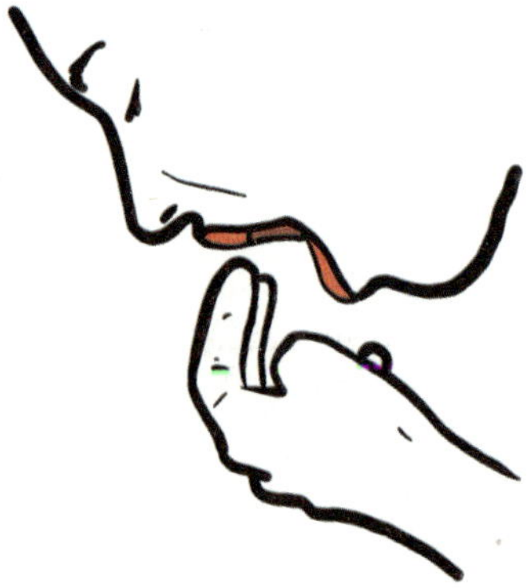

（3）探喉催吐。如果食物中毒者找不到盐和姜汁，也可以直接用筷子探喉。如果没有筷子，也可以直接用手伸入口中，压自己的喉部，从而达到催吐的效果。

2. 下泻法

如果食物中毒者吃下去的食物时间比较长，精神状态比较好，可以采用服用泻药的急救方法进行泻毒。常用的泻药需要根据医生处方才能购买，如果中毒者为老人，则需要和医生说明身体状况，以免因为服用泻药过量而使身体遭受其他伤害。

3. 解毒法

如果是食用变质的虾、蟹等食物引发的中毒，可以以 1 ∶ 2 的比例将食醋和水混合后服下，也可以根据医生嘱咐服用其他解毒药物。如果是误食了变质的饮料或防腐剂，可以灌服鲜牛奶或者其他含有蛋白质的饮料。

煤气中毒

1. 立刻打开门窗

将中毒者转移到通风良好、空气新鲜的地方，并注意为其保暖。同时认真检查煤气泄漏的原因，以消除中毒隐患。

2. 保持呼吸顺畅

解开中毒者的衣扣，保持中毒者呼吸道顺畅。如果中毒者能够饮水，可以适当让其饮用一些温水。若中毒者的呼吸、心跳骤停，则应立即为其进行心肺复苏。

3. 送往医院

治疗时，争取让中毒者尽快接受高压氧舱治疗，从而降低后遗症出现的概率。除重度煤气中毒之外，轻度和中度煤气中毒者同样需要高压氧舱治疗。

4. 适当运动

煤气中毒者经过治疗后，应当坚持每天清晨在空气新鲜的地方主动进行深呼吸和扩胸运动，以尽快恢复健康，减少后遗症。通常轻度和中度中毒者应当连续晨练 7~14 天，重度中毒者应当连续晨练 3~6 个月。

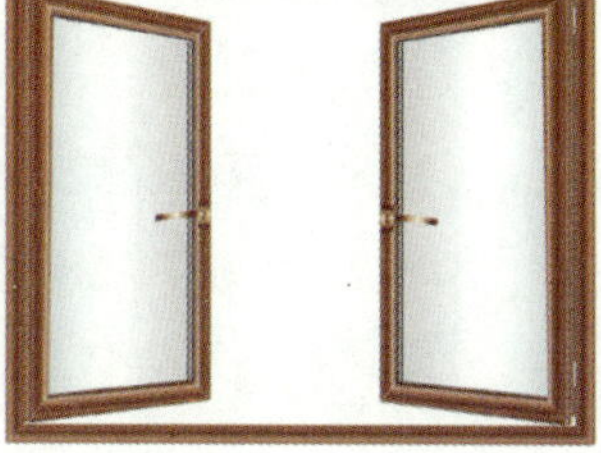

第七章

咬伤和蜇伤情况急救

猫、狗咬伤

1. 用力挤压伤口

尽可能地把带有毒素的污血排出去。切记，千万不要用嘴去吸伤口中的污血，以免感染。

2. 用最快的速度冲洗伤口

冲洗时，最好用 20% 的肥皂水或 3% 的双氧水。如果没有肥皂和双氧水，也可以用清水或者冷盐水代替。冲洗时间不少于 15 分钟。

3. 尽快处理

被猫、狗咬伤后，处理伤口越早越好，最好在 2 个小时内进行。如果延迟了 1~3 天，也不要忽略伤口。即使伤口已经结痂，也要把结痂去掉，然后彻底冲洗伤口。冲洗伤口完毕后，应当用碘酒或酒精对伤口进行局部消毒。切记不要包扎伤口。因为狂犬病毒属于厌氧病毒，如果伤口缺乏氧气，狂犬病毒会大量滋生。

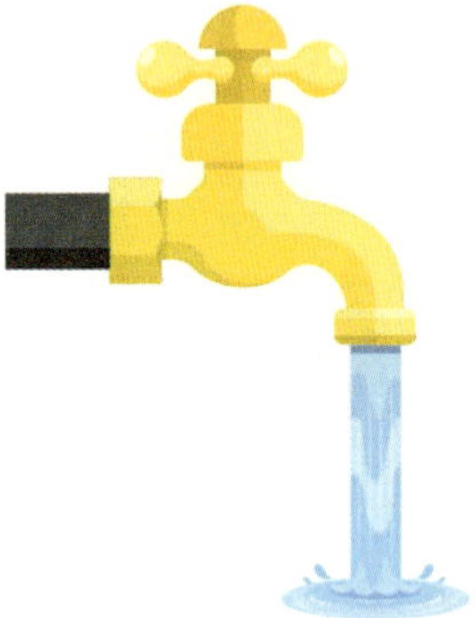

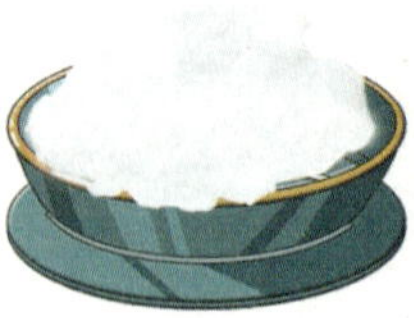

20%的肥皂水

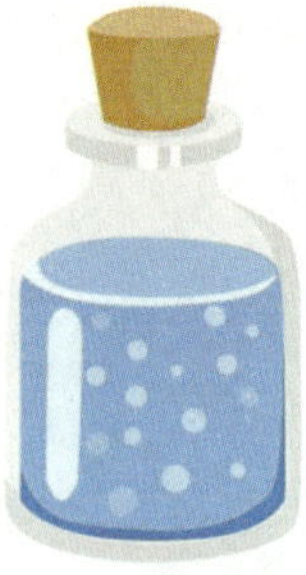

3%的双氧水

4. 送往医院

千万不要舍近求远，长途跋涉地寻找大医院从而耽误病情。被猫、狗咬伤后，最好在 24 小时内注射狂犬病疫苗。

蚂蟥咬伤

1. 用食醋、酒精或者比较浓的盐水将棉球浸湿，然后放在蚂蟥的头部

蚂蟥是软体动物，它对盐十分敏感。将高浓度的盐水洒到蚂蟥身上，蚂蟥就会因为高浓度盐水发生应激性收缩反应，从而导致体内的液体外渗，脱水而亡。

2. 外界刺激

用手拍打或者用针刺蚂蟥，也可以用烟油刺激蚂蟥的头部，致使蚂蟥自行脱落。如果条件允许，也可以用加热或者涂抹乙醇的方法，使蚂蟥自行离开。

3. 药物刺激

如果蚂蟥钻入鼻腔或者阴道内，可以在鼻腔或者阴道涂抹青鱼胆、香油或者蜂蜜，等到蚂蟥从体内出来后，再将其从身体上去除。还可以用 2% 的盐酸普鲁卡因溶液加上 0.1% 的肾上腺素将棉球浸湿，然后将棉球塞到鼻腔内，几分钟后蚂蟥就会失去活动力离开体内。

4. 伤口处理

被蚂蟥咬过的伤口如果出血，可以用 2% 的麻黄素溶液将棉球浸湿，然后用棉球压迫伤口，进行止血。用盐水冲洗伤口，然后用无菌纱布包扎伤口，

并尽快注射破伤风抗毒素，避免伤口感染。

5. 视情况送往医院

若伤情轻微，则可以通过急救措施进行处理。如果伤情十分严重，应当立即将被咬伤者送往医院，尽快接受专业的救治。

其他咬伤和蜇伤

1. 被蜜蜂蜇伤的处理方法

蜜蜂一般不会主动攻击人，只有当其认为受到侵犯时，它们才会采取自我防护措施，即用毒刺蜇人。当被蜜蜂蜇伤时，如果蜜蜂的毒刺刺入皮肤，应当先将毒刺拔出来。然后用肥皂水、食盐水、5%~10% 的碳酸氢钠水或者 3% 的氨水清洗伤口。如果伤口扩大，可以服用扑尔敏、西替利嗪等药物。若蜇伤比较严重，出现呼吸困难等症状，应立即到最近的医院接受抢救。

2. 被蝎子蜇伤的处理方法

蝎子蜇人时，会用尾巴上的毒钩刺入人的皮肤，然后将神经性毒液注入人体。一旦被蝎子蜇伤，应当立即将残留在皮肤内的毒刺拔出，然后迅速把伤口切开，并用力将伤口内的毒液清理出来，也可以使用拔火罐或者吸奶器将毒液吸出。条件不允许时，可以用嘴将毒液吸出。清除毒液后，应当用高锰酸钾溶液清洗伤口，然后用相应的药物涂抹伤口。如果伤情比较严重，应当尽快前往医院接受治疗。

3. 被马蜂蜇伤的处理方法

被马蜂蛰了以后，患者应该立即对患处进行检查，及时的将自身被蛰伤部位的毒液挤出后，同时还应该及时的在患处上涂抹食醋；如果有毒刺存留，则应该及时用针、镊子等将残余的毒刺挑出，以免毒素进入体内，引发严重的后果。当然最好的还是应该及时根据自身的病情咨询专家意见；如果患者出现了呼吸困难、呼吸声音变粗等相关症状，则应该及时到医院进行治疗。可在伤口近心端用纱布扎紧，需每 15 分钟放松一次，然后及时到医院就诊。

4. 被蜘蛛咬伤的处理方法

毒蜘蛛的毒液属于神经性毒液，对运动神经有麻痹作用。被毒蜘蛛咬伤后，应当以最快的速度自救。切记不要慌乱奔跑，因为这样反而会加快毒素扩散。被咬伤后应当快速用绳子或布条在伤口上方进行结扎，抑制毒素蔓延。然后尽快用流动的清水洗去伤口处的毒液。接着，用小刀将伤口划开，继续用水清洗。最后，尽快前往医院接受治疗。

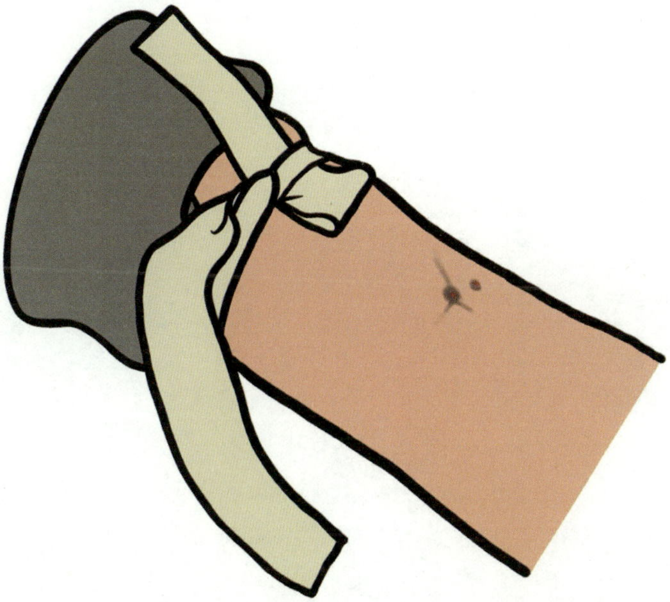

5. 被蚊虫咬伤的处理方法

夏天随着温度升高，蚊虫也越来越多。被蚊虫叮咬后，可以使用盐水冲洗患处，或者冰敷患处，达到缓解瘙痒的目的。然后在患处涂抹风油精、虫咬药水等止痒剂。若患处出现红肿现象，可以在患处涂抹皮炎平、肤轻松等药物，但要注意：这些药物不能长期使用。

ལེའུ་དང་པོ།

སྦྱར་སྐྱོབ་ཀྱི་ཆང་གཞིའི་ཤེས་བྱ།

གང་འདྲ་ཞིག་ལ་མྱུར་སྐྱོབ་ཟེར་རམ།

མྱུར་སྐྱོབ་ལ་མྱུར་སྐྱོབ་སྨན་བཅོས་ཀྱང་ཟེར་ཞིང་། དེ་ནི་མི་ལ་གློ་བུར་གྱི་རྐྱེན་ངན་དང་ནད་ཚ་བྱུང་སྐབས་སྨན་དོན་མི་སྣ་མ་སླེབས་གོང་མྱུར་སྐྱོབ་མཁན་གྱིས་གསོ་རིག་གི་རྩ་དོན་གཞིར་བཟུང་། ཡུལ་དངོས་ཀྱི་དངོས་པོ་སྤྱད་དེ་ནད་པར་ཐོག་མའི་མྱུར་སྐྱོབ་དང་སྨན་བཅོས་བྱེད་པའི་བརྒྱུད་རིམ་ལ་ཟེར།

ཡུལ་དངོས་སུ་མྱུར་སྐྱོབ་བྱེད་པའི་གོ་རིམ་འགག

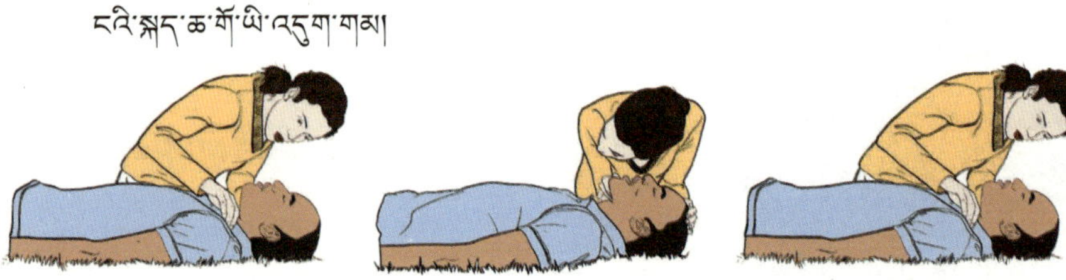

ནད་པའི་དབུགས་ལམ་རྒྱུན་གཏན་ཡིན་མིན་བརྟག་པ། ནད་པའི་དབུགས་འཐེན་ཧུབ་རྒྱུན་གཏན་ཡིན་མིན་བརྟག་པ། ཁྲག་ཤོར་མང་པོད་བརྟག་པ།

༡ ནད་པར་ཚོར་བ་ཡོད་མེད་གཏན་འཁེལ་བྱེད་པ།

མི་ཞིག་གློ་བུར་དུ་ས་ལ་འགྱེལ་ཚེ་མྱུར་སྐྱོབ་མཁན་གྱིས་ཐོག་མར་ནད་པའི་རྣ་རྩ་ནས་འབོད་པ་དང་ལག་པས་ཡང་མོར་རྡེབ་པ་སོགས་བྱས་ནས་ནད་པར་ཚོར་བ་ཡོད་མེད་བལྟ་དགོས། གལ་ཏེ་ནད་པར་ཚོར་བ་མེད་ན་མྱུར་སྐྱོབ་མཁན་གྱིས་ནད་པའི་ལུས་པོར་ཟུག་སྣོང་གི་བྱེད་ཐབས་སྤྱད་ནས་ཚོར་བ་ཡོད་མེད་བརྟག་དགོས།

༢ མྱུར་སྐྱོབ་བྱེད་རོགས་འཚོལ་བ།

མྱུར་སྐྱོབ་མཁན་གྱིས་ནད་པར་ཚོར་བ་མེད་པ་གཏན་འཁེལ་བྱུང་རྗེས། མྱུར་དུ་ཉེ་འགྲམ་གྱི་མི་ལ་མྱུར་སྐྱོབ་བྱེད་རོགས་ཞུ་དགོས་པ་མ་ཟད་༡༢༠ལ་ཁ་པར་བརྒྱབ་སྟེ་དོན་རྐྱེན་ལྷགས་ཡུལ་དང་ནད་པའི་གནས་ཚུལ་སོགས་གསལ་བཤད་ཀྱིས་སྨན་དོན་མི་སྣ་སླེབས་རྗེས་མྱུར་སྐྱོབ་

བྱེད་པར་སྟབས་བདེ་བསྐྲུན་དགོས།

༣ ལུས་པོ་འཇོག་སྟངས་ཡང་དག་པ་དགོས།

མྱུར་སྐྱོབ་བྱེད་སྐབས་མྱུར་སྐྱོབ་མཁན་གྱིས་ནད་པའི་ནད་རྟགས་ལ་གཞིགས་ཏེ་ལུས་པོ་ཡང་དག་པར་འཇོག་དགོས། དཔེར་ན་གློ་སྙིང་སླར་གསོའི་མྱུར་སྐྱོབ་བྱེད་སྐབས་ནད་པ་གན་རྐྱལ་དུ་འཇོག་དགོས་པ་མ་ཟད་མྱུར་སྐྱོབ་མཁན་ལའང་ཡང་དག་པའི་འདུག་སྟངས་ཤིག་ཡོད་དགོས་པ་སྟེ། ཕྱིར་བཏང་བྱས་ན་སྙིད་པ་བགྲད་ཙམ་བྱས་ཏེ་ནད་པའི་སྐེད་པའམ་དཔུང་པའི་མཚམས་སུ་པུས་མོ་འཛུགས་པའམ་ལངས་ནས་སྡོད་དགོས།

༤ དབུགས་འབྱིན་རྔུབ་བདེ་པོ་ཡོང་བ་བྱེད་དགོས།

གློ་བུར་གྱི་རྐྱེན་ངན་འཕྲད་ནས་ནད་པ་དྲན་པ་འཐོར་བའམ་བརྒྱལ་སྐབས། སྐྱུག་པའམ་མི་གཙང་བ་གཞན་གྱིས་མིད་པ་འགགས་ཏེ་དབུགས་དབྱིན་རྔུབ་དཀའ་བར་འགྱུར་སྲིད་པས། མྱུར་སྐྱོབ་བྱེད་སྐབས་དུས་ཚོད་ཐུང་ཤོས་ནང་ནད་པའི་སྟོད་གོས་ཀྱི་ཐེབ་ཙེ་བཀྲོལ་ཞིང་ཁ་སྣ་ལས་བཞུར་བའི་མི་གཙང་བ་དག་གཙང་སེལ་བྱས་རྗེས་མགོ་བོ་འཁྱོག་ཙམ་བཞག་ནས་དབུགས་འབྱིན་རྔུབ་བདེ་པོ་ཡོང་བ་བྱེད་དགོས།

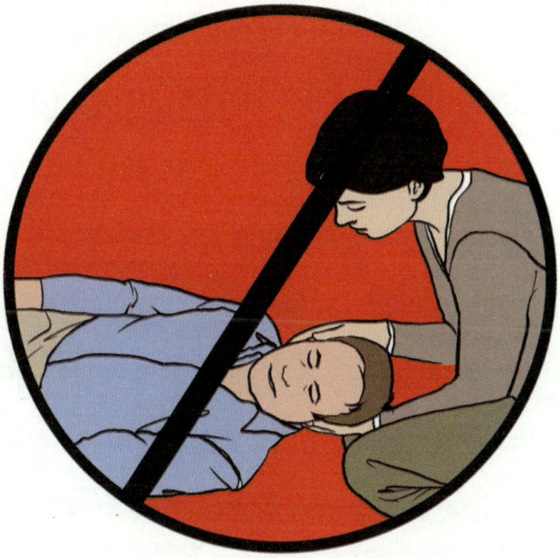

༥ དབུགས་ཀྱི་རྒྱུ་བ་དང་སྙིང་གི་འཕར་ཚད་ལ་བརྟག་པ།

མྱུར་སྐྱོབ་ཀྱི་བརྒྱུད་རིམ་ཁྲོད་མྱུར་སྐྱོབ་མཁན་གྱིས་ལྟ་བ་དང་ཉན་པ། རེག་པ་སོགས་བྱས་ཏེ་ནད་པར་དབུགས་ཀྱི་རྒྱུ་བ་ཡོད་མེད་བརྟག་པ་དང་། གལ་ཏེ་དབུགས་ཀྱི་རྒྱུ་བ་ཆད་ཡོད་ན་མྱུར་དུ་

ཁ་དབུགས་སྟེར་དགོས། དེ་ནས་སྐྱུར་སྐྱོབ་མཁན་གྱིས་ཡང་བསྐྱར་ནད་པའི་སྙིང་གཡུག་མིན་དང་འཕར་རྩ་འགུལ་མིན་བརྟག་དཔྱད་བྱེད་དགོས་ཤིང་། གལ་ཏེ་སྙིང་གི་འཕར་མཚམས་ཆད་ཡོད་ན་སྐྱུར་དུ་སྒློ་སྙིང་སྣར་གསོ་བྱེད་དགོས།

རྣམ་མའི་རྣམ་ཚད་ལ་བརྟག་དགོས།

༡ ཐོག་མའི་བརྟག་དཔྱད།

རྣམ་མའི་རྣམ་ཚད་ལ་བརྟག་པའི་དམིགས་ཡུལ་གཙོ་བོ་ནི་ནད་པའི་ཚེ་སྲོག་ལ་ཉེན་ཁ་ཡོད་པའི་རྣམ་སྐྱོན་རིགས་དབྱེ་དང་ཐག་གཅོད་བྱས་ཏེ་ཚེ་སྲོག་ལ་ཉེན་ཁ་བཟོ་སྲིད་པའི་རྣམ་སྐྱོན་ལ་སྐྱུར་སྐྱོབ་དང་རོགས་སྐྱོབ་བྱ་རྒྱུ་དེ་ཡིན། རྣམ་ཚད་བརྟག་སྐབས་སྐྱུར་སྐྱོབ་མཁན་གྱིས"ABC"ཡི་རྩ་དོན་ལ་བརྩི་སྲུང་ཞུ་དགོས་པ་སྟེ།

དབུགས་ལམ་(Airway)དང་། དབུགས་འབྱིན་རྔུབ་(Breathing) འཁོར་རྒྱུག་(Circulation)བཅས་སོ། །

(༡) ནད་པའི་དབུགས་ལམ་འགག་ཡོད་མེད་བརྟག་དགོས། སྐྱུར་སྐྱོབ་མཁན་གྱིས་ནད་པ་བོས་སྐབས་གལ་ཏེ་ཨ་ལན་སློག་ཐུབ་ན་དབུགས་ལམ་འགག་མེད་ཅིང་། ཨ་ལན་མེད་ན་དབུགས་ལམ་སངས་མེད་པའམ་འགག་པའི་རྟགས་རེད། གལ་ཏེ་དབུགས་ལམ་འགག་ཡོད་ན་དབུགས་འབྱིན་རྔུབ་བྱེད་མི་ཐུབ་པར་དབུགས་སུབ་ཐེབས་ལ་ཐ་ན་ཤི་ཡང་སྲིད།

(༢) ནད་པའི་དབུགས་ཀྱི་རྒྱུ་བ་རྒྱུན་གཏན་ཡིན་མིན་བརྟག་དགོས་ཤིང་། གལ་ཏེ་ནད་པའི་དབུགས་ཀྱི་རྒྱུ་བ་རྒྱུན་གཏན་མིན་ན་སྐྱུར་སྐྱོབ་མཁན་གྱིས་འཕྲལ་དུ་སྐྱུར་སྐྱོབ་ཁ་པར་གཏོང་བ་དང་སྤྲུགས་སྒློ་སྙིང་སྣར་གསོའི་སྐྱུར་སྐྱོབ་བྱེད་དགོས། (ནང་གསེས་སུ་བྲང་གནས་གནོན་པ་དང་ཁ་དབུགས་སྟེར་བ) གལ་ཏེ་ནད་པའི་དབུགས་ཀྱི་རྒྱུ་བ་རྒྱུན་གཏན་ཡིན་ན་སྐྱུར་སྐྱོབ་མཁན་གྱིས་ནད་པའི་དབུགས་འབྱིན་རྔུབ་ལ་དཀའ་ངལ་བཟོ་སྲིད་པའི་ནད་རྟགས་རྟོག་ཞིབ་དང་དེ་བསྟུན་ཐག་གཅོད་བྱེད་དགོས།

(༣) ནད་པ་ཁྲག་ཤོར་དྲགས་མིན་ལ་བརྟག་པ།

གལ་ཏེ་ནད་པར་ཁྲག་ཤོར་བའི་གནས་ཚུལ་ཡོད་ན་མྱུར་སྐྱོབ་མཁན་གྱིས་འཕྲལ་དུ་ཁྲག་འགོག་ཐབས་བྱས་ཏེ། ཁྲག་དོན་དྲགས་ནས་དྲན་པ་འཐོར་བ་སྔོན་འགོག་བྱེད་དགོས་པ་མ་ཟད་འཕྲལ་མར་མྱུར་སྐྱོབ་ཁ་པར་བཏང་ནས་མྱུར་སྐྱོབ་བྱེད་རོགས་ཞུ་དགོས་ཤིང་། ཁྲག་ཤོར་མེད་ན་ནད་པའི་གནས་ཚུལ་ལ་གཞིགས་ཏེ་གོམ་སྟབས་རྗེས་མའི་བརྟག་དཔྱད་བྱེད་དགོས།

༢ སྤྱིར་བཏང་གི་བརྟག་དཔྱད།

ནད་པར་ཐོག་མའི་བརྟག་དཔྱད་བྱས་རྗེས། མྱུར་སྐྱོབ་མཁན་གྱིས་ནད་པའི་སྲོག་ཉེན་ལ་ཐུག་པའི་རྣམ་སྨིན་ཐག་བཅད་ཡོད་ལ་དེ་ནས་ནད་པ་མི་སྙེར་རམ་ཉེ་འཁོར་གྱི་མིར་ནད་རྟགས་ཀྱི་སྐོར་འདྲི་རྩད་བྱས་རྗེས་ནད་པའི་ལུས་ཡོངས་ལ་བརྟག་དཔྱད་བྱེད་དགོས་ཤིང་། ཆ་རྐྱེན་འཛོམས་པའི་གནས་ཚུལ་འོག་མྱུར་སྐྱོབ་མཁན་གྱིས་ཤེས་རྟོགས་བྱུང་བའི་གནས་ཚུལ་རྣམས་ཟིན་ཐོར་བཀོད་དེ་ཆེད་ལས་མི་སྣར་སྤྲད་ནས་ནད་གཞི་བརྟག་དཔྱད་བྱེད་དགོས།

སྤྱིར་བཏང་བརྟག་དཔྱད་ཀྱི་ནང་དོན་གཙོ་བོ་ནི། ནད་པའི་ཚོར་སྣང་ཐུབ་ཚད་བརྟག་པ། ལྟ་བ་ཕུད་ནས་རྣམ་ཚུལ་ཞིབ་བཤེར་བྱེད་པ། རྣམ་ཚུལ་ལམ་དོས་དྲག་ནད་རྟགས་ཀྱི་འབྱུང་རྐྱེན་དང་འབྲེལ་ཡོད་ན་ཚའི་ལོ་རྒྱུས་ཤེས་རྟོགས་བྱེད་པ། ནད་པའི་མིག་སྟུའི་རྣམ་ཚུལ་ལ་ལྟ་ཞིབ་བྱེད་པ་སྟེ་དཔེར་ན་སྐྲངས་པ་དང་། ཁྲག་དོན་པ། བཟོ་ལྟ་འགྱུར་བའམ་དྲི་ངན་བྲོ་བ་སོགས་ཀྱི་སྣང་ཚུལ་ཡོད་པ་ལྟ་བུ།

༣ ལུས་ཡོངས་ལ་བརྟག་དཔྱད་བྱེད་པ།

ནད་ཀྱི་ལོ་རྒྱུས་དང་ནད་རྟགས་དྲིས་རྗེས་མྱུར་སྐྱོབ་མཁན་གྱིས་ནད་པའི་ལུས་ཡོངས་ལ་བརྟག་དཔྱད་ཞིབ་ཚགས་བྱེད་དགོས། བརྟག་དཔྱད་བྱེད་སྐབས་ནད་པས་མཐོང་ཚོར་དང་ཉན་ཚོར། རེག་ཚོར། དྲི་ཚོར་སོགས་ཀྱི་ཚོར་དབང་ལ་བརྟེན་དགོས་ཤིང་ནད་པའི་ལུས་ཡོངས་ལ་བརྟག་དཔྱད་བྱེད་སྐབས་ནད་པ་གང་འདོད་དུ་གནས་སྤོ་བྱེད་མི་རུང་། གལ་ཏེ་ནད་པས་ཁ་གྲག་ཐུབ་ན་སྟེར་གནས་ལྟར་འཛོག་པའམ་ཡང་ན་སྐྱིབ་བདེ་བའི་ཚུལ་དུ་འཛོག

དགོས་ཤིང་། ཁ་གྲག་མ་ཐུབ་ནའང་དབུགས་ཀྱི་རྒྱུ་བ་ཡོད་ན་བསྐྱལ་ནས་འཛོག་དགོས།

སྨུར་སྐྱོབ་མཁན་གྱིས་མི་མངོན་པའི་ཚུལ་གྱི་ཚབས་ཆེའི་རྨས་ཚུལ་རིགས་མ་ལུས་པ་བྱེད་དགོས། གཞན་ཡང་བརྟག་དཔྱད་བྱེད་སྐབས་རྨས་སྐྱོན་ཆུང་ཙག་ཡོད་པ་དེར་མགོ་འཁོར་ནས་མ་སྡོད་པར། གཟུགས་པོ་ཡོངས་རྫོགས་བརྟག་དཔྱད་ཚར་རྗེས་གཞི་ནས་ཐག་གཅོད་བྱས་ཏེ་རྨས་སྐྱོན་ཚབས་ཆེན་གཞན་དག་གིས་ནད་པའི་ཚེ་སྲོག་ལ་ཉེན་ཁ་མི་ཡོང་བ་བྱེད་དགོས།

སྨུར་སྐྱོབ་ཁ་པར་གཏོང་སྐབས་ཅི་ཞིག་བཤད་དགོས།

སྤྱིར་བཏང་དུ་ཁ་པར་གཏོང་སྐབས་གཤམ་གྱི་དོན་ཚན་དག་བཤད་དགོས་ཏེ།

༡ ནད་པའི་མིང་དང་ལོ། ཕོ་མོ།

༢ མིག་སྔའི་ཉེན་ཁ་ཆེ་ཤོས་ཀྱི་གནས་ཚུལ་ཏེ། དཔེར་ན་འཚོལ་བ་དང་དྲན་པ་འཐོར་བ། བྲང་གཟེར་རྒྱག་པ། ཁྲག་མང་དུ་དོན་པ། དབུགས་འཕྱིན་རྟུབ་དཀའ་བ་སོགས་བྱུང་བའི་དུས་ཚོད་དང་། བརྒྱུད་རིམ། སྨན་བཟས་པའི་གནས་ཚུལ། སྔོན་མའི་ནད་ཀྱི་ལོ་རྒྱུས་དང་ཐེངས་འདིའི་ནད་རྟགས་དང་འབྲེལ་བའི་གནས་ཚུལ་བཤད་དགོས་པ།

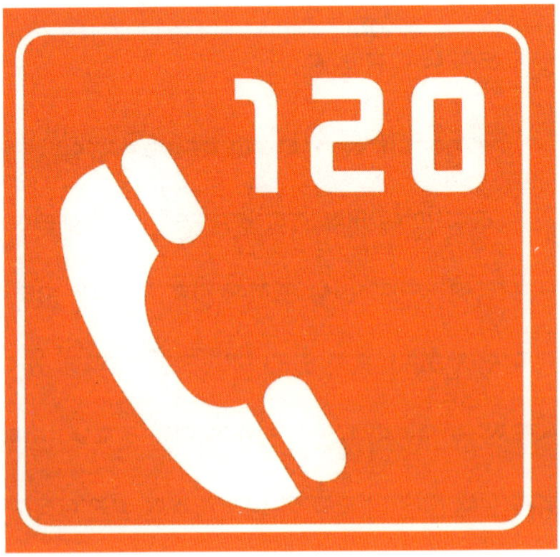

༣ ནད་པའི་ཁྱིམ་མམ་ནད་རྟགས་ཐོན་སའི་ས་གནས་ཞིབ་ཕྲ་དང་ཁ་པར་ཨང་གྲངས། དེ་བཞིན་སྨུར་སྐྱོབ་རླངས་འཁོར་སྒུག་ས་སོགས་གསལ་པོ་ཤོད་པ་དང་། ཡག་ཤོས་བྱུང་ན་མངོན་གསལ་དོད་པའི་མཚོན་རྟགས་ཡོད་ས་ཞིག་ཏུ་བསྒུག་དགོས་པ།

༤ གློ་བུར་དོན་རྐྱེན་གྱིས་བཟོས་པའི་

རྨས་སྐྱོན་ཡིན་ན་རྨས་སྐྱོན་གྱི་ངོ་བོ་དང་རྨས་སྐྱོན་ཕོག་པའི་མི་གྲངས་སོགས་ཀྱི་གནས་ཚུལ་གསལ་བཤད་བྱེད་དགོས་པ་བཅས་སོ། །

རྨས་མ་སྐྱེལ་ཐབས།

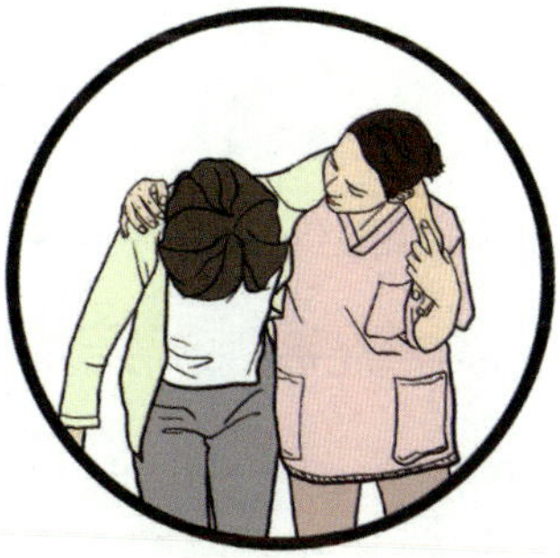

སྐྱོར་ཐབས།

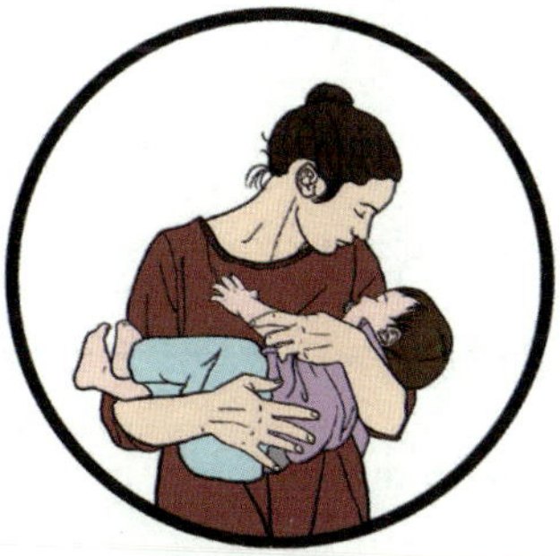

པང་ཁར་ལེན་ཐབས།

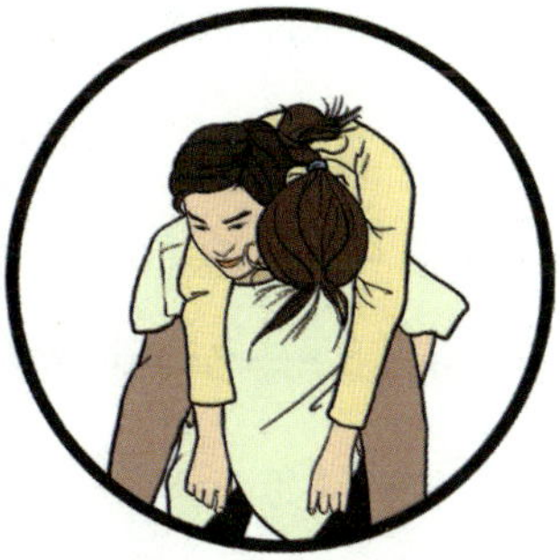

སྐྱལ་པར་འཁྱུར་ཐབས།

༡ མི་གཅིག་གིས་སྐྱེལ་ཐབས།

(༡) སྐྱོར་ཐབས། ཐབས་འདི་རིག་པ་གསལ་ཞིང་རྨས་སྐྱོན་ཡང་བ། རང་ཉིད་ཀྱིས་འགྲོ་ཐུབ་པའི་རྨས་མའམ་ནད་པར་སྤྱད་ན་འཚམ། མྱུར་སྐྱོབ་མཁན་གྱིས་རྨས་མའི་ལག་པ་རང་ཉིད་ཀྱི་དཔུང་པར་བཀལ་ནས་མདུན་དུ་གོམ་པ་སྤོ་རུ་འཛུག་དགོས། ཐབས་ལམ་འདི་ཙུང་སྟབས་བདེ་ཅུང་ཅུས་པ་ཆག་པའི་རྨས་མར་སྤྱད་ན་འཚམ་པོ་མེད།

(༢) པང་ཁར་ལེན་ཐབས། ཐབས་འདི་བར་ཐག་ཉེ་བའི་མྱུར་སྐྱོབ་བྱེད་དགོས་པའི་ཕྲུ་གུ་དམར་འཕྲུར་དང་ལུས་པོའི་ལྗིད་ཚད་ཅུང་ཡང་བའི་ནད་པར་སྤྱད་ན་འཚམ། མྱུར་སྐྱོབ་མཁན་གྱིས་ལག་གཅིག་གིས་རྨས་མའི་སྒལ་པ་དང་ཅིག་ཤོས་ཀྱིས་རྨས་མའི་ལྟ་ཁུག་ནས་འཁྱོགས་པ་དང་སྦྲགས་རྨས་མའི་ལག་གཉིས་རང་གི་མཇིང་པར་བསྐོར་དུ་འཛུག་དགོས། བྱེད་ཐབས་འདིའི་མྱུར་སྐྱོབ་པའི་ལུས་ཤུགས་ཀྱི་ཆ་རྐྱེན་ཅུང་མཐོ། འོན་ཀྱང་སྐལ་ཚིགས་རྨས་པའམ་ཅུས་པ་ཆག་པའི་རྨས་མར་སྤྱད་ན་འཚམ་པོ་མེད།

(༣) སྐྱལ་པར་འཁྱུར་ཐབས། སྐྱལ་པར་འཁྱུར་ཐབས་ནི་གཙོ་བོ་བར་ཐག་རིང་བའི་སྐབས་

ཀྱི་སྐྱེལ་ཐབས་ཤིག་ཡིན་མོད། འོན་ཏེ་ཚོར་བ་ཉམས་པ་དང་རུས་པ་ཆག་པའི་རྨས་མར་སྐྱེལ་ཐབས་འདི་མི་འཚམ། དེའང་སྤུར་སྐྱོབ་མཁན་གྱིས་རྨས་མ་རྒྱབ་ཏུ་ཁུར་ཏེ་ལག་པས་རྨས་མའི་ཞ་ཁུག་ནས་འདེགས་དགོས།

༢ མི་གཉིས་སམ་གཉིས་ཡན་གྱིས་སྐྱེལ་ཐབས།

(༡) རྐུབ་སྟེགས་རྣམ་པའི་སྐྱེལ་ཐབས། རྐུབ་སྟེགས་རྣམ་པའི་སྐྱེལ་ཐབས་ནི་ཐང་ཆུ་བསགས་པ་དང་དབུགས་འཇིན་རྟབ་དཀའ་བ། སྙིང་ནུས་ཉམས་པ་བཅས་ཀྱི་ནད་པར་སྤྱད་ན་འཚམ། དེའང་སྐྱེལ་མཁན་གྱི་མི་གཉིས་ཁ་གཏད་དུ་ལངས་ཏེ་ལག་པ་རྒྱ་ཡིག"井"ལྟར་ཕན་ཚུན་སྦྲེལ་རྗེས་རྨས་མའི་ལག་པ་གཉིས་ཀ་སྐྱེལ་མཁན་གྱི་མཇིང་གནས་ལ་འཇོག་དགོས་པ་མ་ཟད་ནད་པ་རྒྱ་ཡིག"井"དང་འདྲ་བའི་ལག་ངར་ཐོག་འདུག་ཏུ་འཇུག་དགོས།

(༢) ཉལ་གདན་རྣམ་པའི་སྐྱེལ་ཐབས། ཉལ་གདན་རྣམ་པའི་སྐྱེལ་ཐབས་ནི་ས་གདན་དང་ཉལ་གདན་སོགས་ཀྱི་ཡོ་བྱད་སྤྱད་ནས་སྐྱེལ་བའི་ཐབས་ལ་ཟེར་ཞིང་། སྐྱེལ་མཁན་གྱིས་ཐོག་མར་རྨས་མའི་འོག་ཏུ་གདན་སོགས་བཏིང་རྗེས་མི་གཉིས་ཀྱིས་གྲུ་བཟུར་སོ་སོ་ནས་བཟུང་སྟེ་རྨས་མ་སྐྱེལ་དགོས། ཉལ་གདན་རྣམ་པའི་སྐྱེལ་ཐབས་འདི་གཙོ་བོ་ས་ཡུལ་དངོས་ན་སྐྱོབ་ཐབས་ཀྱི་ཡོ་བྱད་ཚུང་བའི་སྐབས་ཀྱི་རྨས་མའི་ཚོར་བ་ཉམས་པའི་གནས་ཚུལ་འོག་སྤྱད་ན་འཚམ།

(༣) འཕྲོག་བྱམས་ཐོག་དབོར་ཐབས། འདི་ནི་རྒྱུན་མཐོང་གི་རྨས་མ་སྐྱེལ་ཐབས་ཀྱི་རྣམ་པ་ཞིག་ཡིན། གལ་ཏེ་ཡུལ་དངོས་ན་ཆེད་སྤྱོད་ཀྱི་འཕྲོག་བྱམས་མེད་ན་སྒོ་དང་ཉལ་ཁྲི། རྐུབ་སྟེགས་སོགས་སྤྱད་ནས་གནས་སྐབས་འཕྲོག་བྱམས་ཀྱི་ཚབ་བྱས་ན་རུང་།

ཡང་དག་པའི་འཕྲོག་བྱམས་འཛིན་སྟངས་ནི་རྨས་མ་རྐང་པ་བརྒྱུད་དུ་བཙུག་སྟེ་ལག་པ་ལུས་པོའི་གཞོགས་གཉིས་སུ་འཇོད་པོར་འཇོག་དགོས། འཕྲོག་མཁན་གཅིག་གིས་རྨས་མའི་རྐང་པ་དང་འཕོངས་གནས་ནས་འདེགས་དགོས་ལ། ཅིག་ཤོས་ཀྱིས་རྨས་མའི་རྐང་པ་དང་སྙེད་པ་ནས་བཏེགས་རྗེས། མཉམ་དུ་འཕྲོག་བྱམས་ཐོག་བཞག་པ་དང་སྒྲིགས། སྟེས་འབོལ་

དང་གྲོན་ཆས། བྱེ་ཁྲུག་སོགས་སྐྱེད་པའི་གཙོགས་གཉིས་སུ་བཏིང་ནས་ཐོད་ཁྲུག་ཐབས་བྱེད་དགོས།

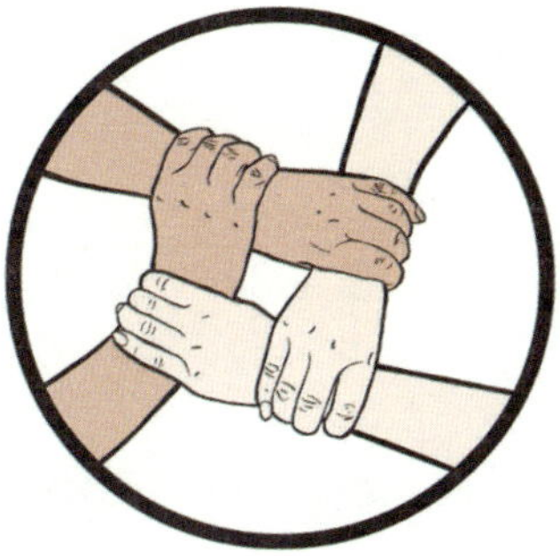

རྐུབ་སྟེགས་རྣམ་པའི་བཀུར་ཐབས།

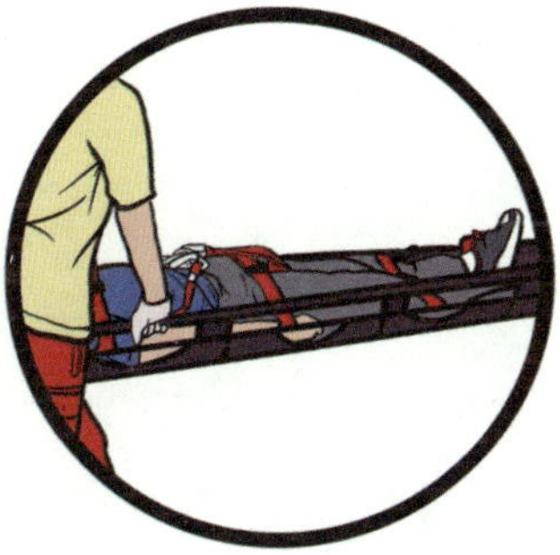

འཁྱོག་བྱམས་ཐོག་དབོར་ཐབས།

ལེའུ་གཉིས་པ།

དབུགས་སྲུབ་ཐེབས་པ་དང་ཚོར་བ་ཉམས་པ་སྤུར་སྐྱོབ་བྱེད་ཐབས།

འགག་པའམ་ཟས་རིགས་དབུགས་ལམ་དུ་འཛུལ་ཏེ་དབུགས་སུབ་ཐེབས་པ།

༡ དར་མ་སྨུར་སྐྱོབ་བྱེད་ཐབས།

(༡) རང་སྐྱོབ་ཐབས།

ཀུབ་སྟེགས་ཀྱི་རྒྱབ་སྐེས་ལྟ་བུའི་གཏན་འཛུགས་ཀྱི་དངོས་པོ་ཞིག་བཙལ་ནས། སྐེད་པ་ཙུང་སྨུར་ཞིང་ལྟོ་བ་གཏན་འཛུགས་ཀྱི་དངོས་པོ་དེའི་མཐའ་རུ་སྨྱུར་ཏེ། འགག་དངོས་ཁ་ནས་མ་སྐྱུག་བར་གྱེན་དུ་བཙིར་དགོས།

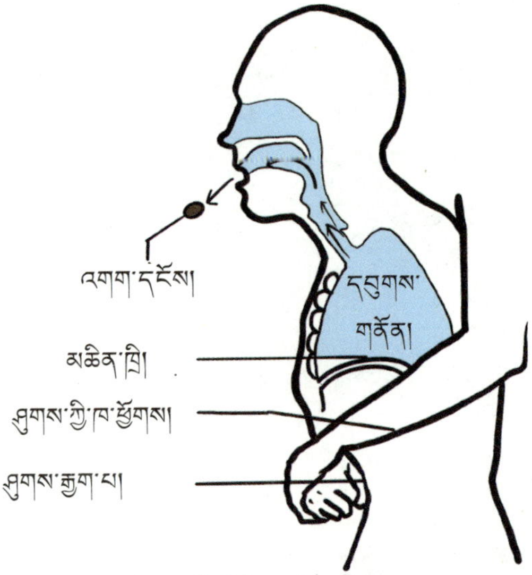

ཧའེ་མུའུ་ལི་ཁེའི་སྨུར་སྐྱོབ་བྱེད་ཐབས།

(༢)ཧའེ་མུའུ་ལི་ཁེའི་སྨུར་སྐྱོབ་བྱེད་ཐབས།

སྨུར་སྐྱོབ་མཁན་ནད་པའི་རྒྱབ་ཏུ་ལངས་ཏེ་རྐང་པ་ཡ་གཅིག་སྒྲིད་པའི་བར་དུ་བཞག་ནས། ལག་པ་གཉིས་ཀས་ནད་པའི་སྐེད་པར་འཐམས་རྗེས་ལག་གཡས་པས་ཁུ་ཚུར་འཆང་ཞིང་། མཐེ་བོང་བར་མཐིལ་ནང་བསྐུམས་ཏེ་ནད་པར་རྨས་སྐྱོན་མི་ཕོག་པ་བྱས་ཐོག །ལག་གཡས་པ་ནད་པའི་ཐྲང་ཁོག་དང་གྲོད་ཁོག་གི་མཚམས་སུ་བཏང་བ་དང་སྦྲགས། ལག་གཡོན་མས་གཡས་པ་འཛུས་ཏེ་གྲོད་ཁོག་ཕྲུགས་ཀྱིས་མནན་ནས་འགག་དངོས་ཁ་ནས་མ་སྐྱུག་བར་གྱེན་དུ་འདེད་དགོས།

༢ བྱིས་པ་སྨུར་སྐྱོབ་བྱེད་ཐབས།

(༡) སྐལ་པ་རྡེག་ཐབས།

ལག་གཡོན་མས་བྱིས་པའི་ངོ་གདོང་དང་སྐེ་ནས་བསྐྱོར་ཏེ་ལག་ཡུ་བྱིས་པའི་ཐྲང་ལ་སྦྱར་ཞིང་། ལག་གཞན་དེས་ལྟག་ཁུང་ནས་བཟུང་སྟེ་གདོང་པ་ཐུར་དུ་དཔྱངས་རྗེས། གཟུགས་པོ་

རང་གི་ཕུས་མོའམ་ལག་ཡུའི་ཐོག་བཞག་ནས། ལག་གཡས་པས་བྱིས་པའི་སྒལ་པར་ཐེངས་ལྔ་རེག་རྫེས་ཁ་ནས་འགག་དངོས་ཐོན་མིན་བལྟ་དགོས།

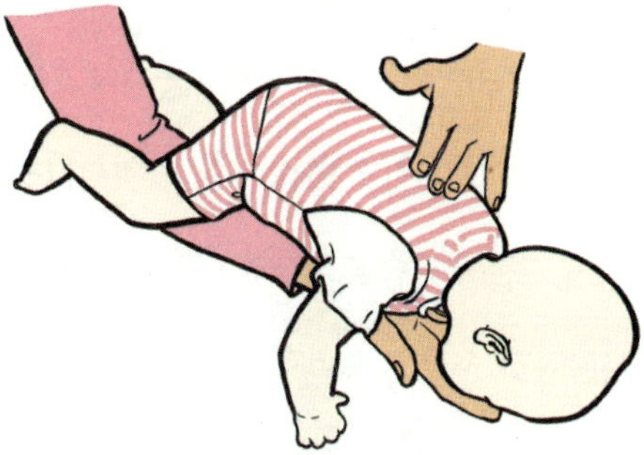

སྒལ་པ་རེག་ཐབས།

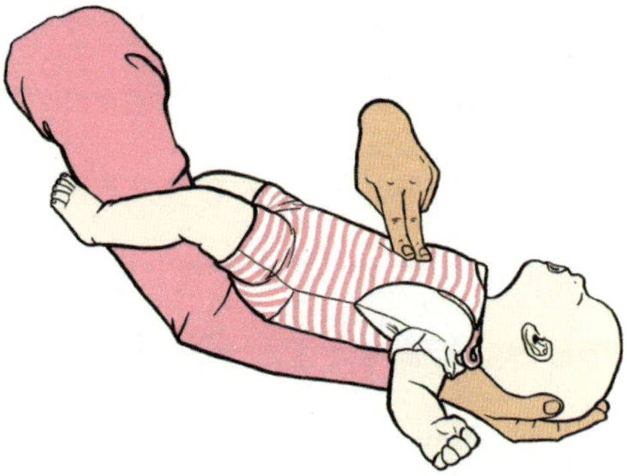

སྙུག་མེར་སྣོང་ཐབས།

(༢) སྙུག་མེར་སྣོང་ཐབས།

གལ་ཏེ་སྒལ་པ་རེག་པས་ནུས་པ་མ་ཐོན་ན་མྱུར་སྐྱོབ་མཁན་གྱིས་ལག་གཡས་པས་བྱིས་པའི་མགོ་དང་མཇིང་པ་ནས་བསྐྱོར་ཞིང་། ཁ་གནམ་ལ་ཕྱོགས་སུ་བཙུག་རྗེས་གཟུགས་པོ་རང་གི་རྐང་པ་གཡས་པའི་ཐོག་འཇོག་པ་དང་སྦྲགས། དཀྱིལ་མཛུབ་བམ་གོང་མཛུབ་ཀྱིས་བྱིས་པའི་ནུ་ཏོག་སྦྲེལ་མཚམས་ཀྱི་བྲང་ཁའམ་སྒྲོད་ཁོག་ནས་ཐེངས་ལྔ་མནན་རྗེས་ཁ་ནས་འགག་དངོས་སྙུག་མིན་བལྟ་དགོས།

གལ་ཏེ་བྱིས་པ་དང་དར་མའི་མྱུར་སྐྱོབ་ཐད་གོང་གསལ་བྱེད་ཐབས་ཀྱིས་ནུས་པ་མ་ཐོན་ན་མྱུར་དུ་སྨན་ཁང་དུ་བསྐྱལ་ནས་སྨན་བཅོས་ལག་རྩལ་སྤྱད་དེ་འགག་དངོས་ལེན་དགོས་པ་ལས་ནར་འགྱངས་གཏན་ནས་བྱེད་མི་རུང་།

གནམ་ཐག་གམ་སྐེ་ཐག་བརྒྱབ་ནས་དབུགས་སྟུབ་ཐེབས་པ།

༡ སྐེ་ཐག་འགྲོལ་བ།

གལ་ཏེ་རྨས་མ་གནམ་ཐག་བརྒྱབ་ཡོད་ཚེ་སྔོན་ལ་རྨས་མའི་ལུས་པོ་ནས་བསྐྱོར་རྗེས་དཔྱང་ཐག་གཅོད་དགོས། དེས་མ་གཏོགས་ཐད་ཀར་དཔྱང་ཐག་བཅད་ན་སར་བརྡབས་ནས་རྨས་སྐྱོན་ཕོག་ཉེན་ཡོད། གལ་ཏེ་རྨས་མ་སྐེ་ཐག་བརྒྱབ་ཡོད་ཚེ་ཐོག་མར་ལུས་པོ་ནས་བསྐྱོར་རྗེས་སྐེ་ཐག་གཅོད་དགོས། དེས་མ་གཏོགས་རྨས་མ་ས་རུ་འགྱེལ་ནས་རྨས་སྐྱོན་ཕོག་ཉེན་ཡོད། སྐེ་ཐག་བཅད་རྗེས་མྱུར་སྐྱོབ་བདེ་བའི་ཆེད་ས་ཁོད་སྙོམས་ས་ཞིག་ཏུ་བཞག་ནས་སྐེ་ཐག་མྱུར་དུ་འགྲོལ་དགོས།

༢ དབུགས་ཀྱི་རྒྱུ་བ་དང་སྙིང་གི་འཕར་ཚད་བརྟག་པ།

སྐེ་ཐག་བཀྲོལ་རྗེས་མྱུར་སྐྱོབ་མཁན་གྱིས་རྨས་མ་འབོད་དགོས། གལ་ཏེ་རྨས་མས་ཨ་ལན་སློག་ན། རྨས་མའི་མགོ་བོ་ནས་བསྐྱོར་ཏེ་མྱུར་དུ་མྱུར་སྐྱོབ་ཁ་པར་གཏོང་དགོས། གལ་ཏེ་རྨས་མས་ཨ་ལན་མ་སློག་པ་མ་ཟད་ཚོར་བ་ཉམས་ཤིང་དབུགས་ཀྱི་རྒྱུ་བ་དང་སྙིང་གི་འཕར་ཚད་བསྟད་མེད་ཁར། མིག་གི་རྒྱལ་མོ་ཆེ་རུ་ཕྱིན་ཡོད་ན་མྱུར་སྐྱོབ་མཁན་གྱིས་དེ་མུར་མྱུར་སྐྱོབ་བྱེད་དགོས།

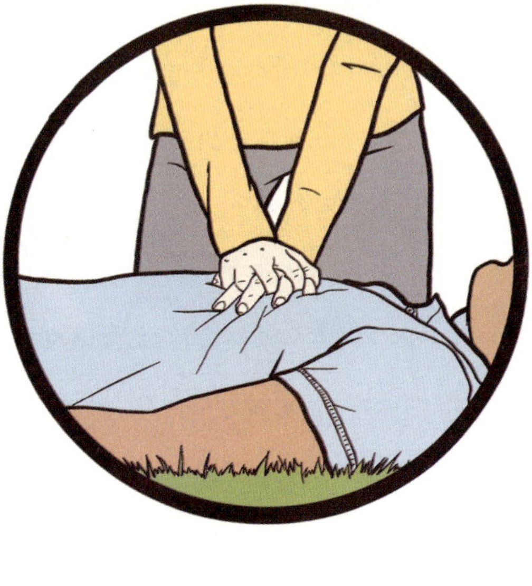

༣ གློ་སྙིང་སླར་གསོ་བྱེད་པ།

རྨས་མར་དབུགས་ཀྱི་རྒྱུ་བ་དང་སྙིང་གི་འཕར་ཚད་མེད་ཚེ་མྱུར་སྐྱོབ་མཁན་གྱིས་མྱུར་དུ་གློ་སྙིང་སླར་གསོ་བྱེད་དགོས། གློ་སྙིང་སླར་གསོར་ཁ་

དབུགས་སྟེར་བ་དང་བྲང་ཁོག་གནོན་པ་གཉིས་ཡོད། (ཐོག་མར་བྲང་གནོན་སྨུར་སྐྱོབ་དང་རྗེས་སུ་ཁ་དབུགས་སྟེར་དགོས།) ཁ་དབུགས་སྟེར་བ་ཞེས་པ་ནི་སྨུར་སྐྱོབ་མཁན་གྱིས་དབུགས་རིང་ཞིག་རྔུབ་རྗེས་ཁ་དང་ཁ་བརྒྱུད་ནས་དབྱང་རླུང་རྨས་མའི་ལུས་ལ་སྐྱེལ་བར་ཟེར། བྲང་ཁོག་གནོན་ཐབས་ནི་རྨས་མ་ས་ངོས་སམ་ངོས་སྙོམས་པའི་ཤིང་ལེབ་ཐོག་གན་རྐྱལ་དུ་བཞག་སྟེ་འགྲམ་དུ་པུས་མོ་བཙུགས་ནས་ལག་པ་སྣོལ་རྗེས་ནུ་མའི་སྦྲེལ་མཚམས་ཀྱི་དཀྱིལ་ལ་གནོན་དགོས། གནོན་སྐབས་ལག་པ་འདྲོང་པོར་བསྲིངས་ནས་ལུས་པོའི་ལྗིད་ཚད་དཔུང་པའི་ཐོག་སླེབས་པ་བྱས་རྗེས་སྐར་མ་རེར་སྨུར་ཚད་ཐེངས་༡༠༠~༡༢༠བར་རྒྱུན་འཁྱོངས་བྱེད་དགོས། ཕྱིར་བཏང་མར་གནོན་སྐབས་ཀྱི་གཏིང་ཚད་ལིའི་སྨིད་༥~༦ཡིན་དགོས་ཤིང་། ནུས་པ་ཐོན་ཆེད་སྨུར་སྐྱོབ་མཁན་གྱིས་རྨས་མའི་གཟུགས་པོར་གཞིགས་ནས་གནོན་ཤུགས་ཆེ་ཆུང་གཏོང་བའམ་ཡང་ན་ཆུང་དུ་གཏོང་དགོས།

༤ སྨན་ཁང་དུ་བསྐྱལ་ནས་སྨན་བཅོས་བྱེད་པ།

གནམ་ཐག་གམ་སྐེ་ཐག་བརྒྱབ་པའི་རྨས་མ་དྲན་པ་ཡོངས་སུ་སོས་རྗེས། སྨུར་སྐྱོབ་མཁན་གྱིས་སྔར་བཞིན་སྨུར་སྐྱོབ་ཁ་པར་བཏང་ནས་སྨན་ཁང་དུ་སྐྱེལ་དགོས་པ་མ་ཟད་སྨན་པར་གཟུགས་གཞིར་བརྟག་དཔྱད་དང་ནད་རྟགས་ཟིན་ཐོར་འགོད་དུ་བཅུག་སྟེ་རྨས་མའི་བདེ་འཇགས་ལ་འགན་ལེན་ཐུབ་པ་བྱེད་དགོས།

དྲན་མེད་དུ་བརྒྱལ་བ་སྟེ། ཁྲག་དང་དབྱང་རླུང་མ་འདང་བའི་ཕྱོགས་བསྡུས་ནད་རྟགས།

༡ སྐབས་བདེའི་རྒྱ་རས་དཀྲི་བ།

རྨས་སྐྱོན་ཕོག་ནས་དྲན་པ་འཐོར་ཚེ། ཐོག་མར་ཡུལ་དངོས་ནས་རྒྱ་རས་སྐབས་བདེ་ཞིག་དཀྲིས་ཏེ་བརྟན་པོ་ཡོང་བ་བྱེད་པ་དང་ཁྲག་བཀག་ཐབས་ཀྱིས་ཁྲག་མང་པོ་མ་ཤོར་བ་བྱེད་དགོས།

༢ ལུས་པོ་གསོ་རིག་དང་མཐུན་པར་འཇོག་དགོས།

ནད་པ་གན་རྐྱལ་བསྒྲིགས་ནས་རྐང་པ་ཅུང་ཡར་ཙམ་བཏེགས་ན་སྟོད་རྩའི་ཁྲག་རྒྱུན་འཁོར་རྒྱུག་ལ་ཕན་པ་ཆེ་བ་མ་ཟད་གླད་པར་ཡང་ཁྲག་འདང་ངེས་ཤིག་མཁོ་སྤྲོད་བྱེད་ཐུབ། གལ་ཏེ་ནད་པར་དབུགས་འབྱིན་ཧུབ་དཀའ་བ་སོགས་ཀྱི་གནས་ཚུལ་འཕྲད་ཚེ། དོན་དངོས་གནས་ཚུལ་ལ་གཞིགས་ནས་མགོ་བོ་དང་ལུས་པོ་ནས་བསྐྱར་ན་དབུགས་འབྱིན་ཧུབ་རྒྱུན་གཏན་ཡོང་བར་འགན་ལེན་བྱེད་ཐུབ།

༣ སྔས་མགོ་མཐོ་རུ་གཏོང་བ།

སྔས་འབོལ་ལམ་དངོས་པོ་གཞན་གྱིས་སྔས་མགོ་མཐོ་རུ་གཏོང་བ་དང་ཆབས་ཅིག ། ཨོག་མ་ནས་བསྐྱར་ཏེ་ནད་པའི་མགོ་བོ་རྒྱབ་ཕྱོགས་སུ་དགྱེ་རུ་བཅུག་རྗེས། གཞོགས་གཅིག་ལ་ཕྱོགས་སུ་བཅུག་ནས་སྐྱུག་རུ་བཅུག་སྟེ་དབུགས་ལམ་མ་འགག་པ་བྱེད་དགོས།

༤ དྲོད་སྲུང་ལ་དོ་སྣང་བྱེད་དགོས།

ཕྱིར་བཏང་དུ་དྲན་པ་འཐོར་བའི་ནད་པའི་ལུས་དྲོད་ཅུང་དམའ་ལ་གྲང་ངར་ལ་སླག་པས། སྨུར་སྐྱོབ་མཁན་གྱིས་ནད་པར་སྟོད་གོས་སོགས་འགེབས་དགོས། འོན་ཀྱང་འགོས་ནད་རང་བཞིན་གྱི་དྲན་པ་འཐོར་བའི་ནད་རྟགས་ཡིན་ན་ཚ་བ་རྒྱས་པའི་སྣང་ཚུལ་འབྱུང་སྲིད་པས་དེ་དུས་ནད་པའི་ལུས་དྲོད་ཆག་ཐབས་བྱེད་དགོས་པ་སྟེ། མཇིང་པ་དང་ལྟོ་བ་སོགས་སུ་འཁྱགས་ཁུག་འཇུག་པའམ་ཨ་རག་ཉིང་ཁུས་ཕྱི་བདར་གཏོང་དགོས།

༥ གསོ་རླུང་འདང་ངེས་མཁོ་སྤྲོད་ཐུབ་པ་དགོས།

ནད་པ་དྲན་པ་འཐོར་སྐབས་གསོ་རླུང་མི་འདང་བར་དབུགས་སུབ་ཐེབས་ཉེན་ཡོད། གལ་ཏེ་གསོ་རླུང་མཁོ་སྤྲོད་སྒྲིག་ཆས་ཡོད་ན་སྨུར་དུ་མཁོ་འདོན་བྱེད་དགོས་ལ་གནས་ཚུལ་ཚབས་ཆེ་ཚེ་ཁ་དབུགས་སྤེར་བའི་བྱེད་ཐབས་སྤྱོད་དགོས།

༤ སྨན་ཁང་དང་འབྲེལ་བ་བྱེད་པ།

ཛ་དྲག་གི་མྱུར་སྐྱོབ་བྱེད་པ་དང་དུས་མཚུངས་མྱུར་སྐྱོབ་ཁ་པར་བཏང་ནས་ནད་པར་མགྱོགས་ལ་ཆེད་ལས་ཅན་གྱི་མྱུར་སྐྱོབ་ཐོབ་པར་འགན་ལེན་བྱེད་དགོས།

དྲན་པ་འཐོར་བ་ནི་ཆོར་བ་མེད་པར་གྱུར་པ་ཞིག་རེད།

༡ ཁ་སིམ་མེར་ནད་པ་ཉལ་ཁྲིའི་ཐོག་བཞག་དགོས།

ནད་པའི་སྟེས་མགོ་མཐོ་དྲགས་མི་རུང་ལ་ནད་པ་གང་བྱུང་དུ་སྒོ་མི་རུང་། ལྷག་པར་དུ་ནད་པའི་མགོ་བོར་འཁྲོམ་འགྱུལ་མི་བྱུང་བའི་ཆེད་གང་འདོད་ལྟར་གནས་སྤོ་བྱེད་མི་རུང་།

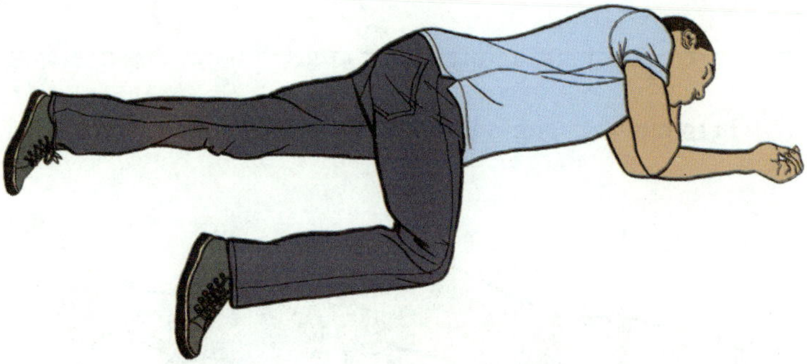

༢ ལུས་པོ་གཞོགས་བསྒྲིགས་ནས་བསྐྱལ་ཏེ་དབུགས་འཐེན་རྟུབ་བདེ་བླག་ཡོང་བར་འགན་ལེན་བྱེད་དགོས།

ལུས་འོག་ཏུ་ཚུད་པའི་ལག་པ་དེ་མགོ་བོའི་འོག་ཏུ་འཇུག་དགོས་ཤིང་། ལག་པ་ཅིག་ཤོས་དེ་སྙིང་པའི་ཐོག་བཞག་རྗེས་མགོ་བོ་ཅུང་སྒྲུར་དུ་བཙུག་ཐོག །རྐང་པ་ཡ་གཅིག་བསྐུམ་ལ་ཡ་གཅིག་བརྐྱང་དུ་འཇུག་དགོས། གཞོགས་བསྒྲིགས་ནས་བསྐྱལ་ན་དབུགས་ལམ་འགག་པར་སྔོན་འགོག་ཐུབ་པ་མ་ཟད། སྐྱུག་པ་སོགས་འགག་དངོས་ཕྱིར་བསྐྱུགས་ནས་དབུགས་རྒྱུན་གཏན་དང་རྟུབ་གཏོང་བྱེད་ཐུབ། མྱུར་སྐྱོབ་བརྒྱུད་རིམ་ཁྲོད་དུ་མྱུར་སྐྱོབ་མཁན་གྱིས་ནད་པའི་སྐྱུག་པ་དང་ཟགས་ཐོན་དངོས་རྫས་སོགས་གཙང་སེལ་བྱེད་པར་དོ་སྣང་བྱེད་དགོས་ལ། གལ་ཏེ་

ནད་པར་སོ་ཚབ་བསྒར་ཡོད་ན་སྨུར་དུ་བླངས་ན་མ་གཏོགས་དབུགས་སུབ་ཐེབས་ཉེན་ཡོད། ནད་པ་དྲན་པ་འཐོར་བའི་སྐབས་ཆུ་དང་སྨན་སྟེར་མི་རུང་།

༣ དྲོད་སྲུང་ལ་དོ་སྣང་བྱེད་པ།

ནད་པར་གྱོན་ཆས་དང་ཀམ་པ་ཡི་སོགས་གཡོགས་ནས་མ་འཁྱག་པ་བྱེད་དགོས། གལ་ཏེ་ནད་པ་འཚུབ་ཆ་ལངས་ནས་ལྷོད་ལ་མི་འབབ་པའམ་འཁྲུམ་འདར་ཤོར་བ་སོགས་ཀྱི་ནད་རྟགས་མངོན་ཚེ། དགོས་ངེས་ཀྱི་སྐབས་སུ་སྲུང་ཁྲུག་བཀོལ་ཏེ། ནད་པ་ཉལ་ཁྲི་ལས་ལྷུང་བའམ་བརྡབ་སྐྱོན་འབྱུང་བར་སྔོན་འགོག་བྱེད་དགོས།

༤ སྨན་ཁང་དུ་སྐྱེལ་བ།

གལ་ཏེ་ནད་པར་སྙིང་གི་འཕར་ལྡིང་དང་དབུགས་ཀྱི་རྒྱུ་བ་བརྟུད་མེད་ན་སྨུར་དུ་གློ་སྙིང་སླར་གསོའི་བྱེད་ཐབས་སྤྱད་ཐོག་༡༢༠ལ་སྨུར་སྐྱོབ་ཁ་པར་གཏོང་དགོས།

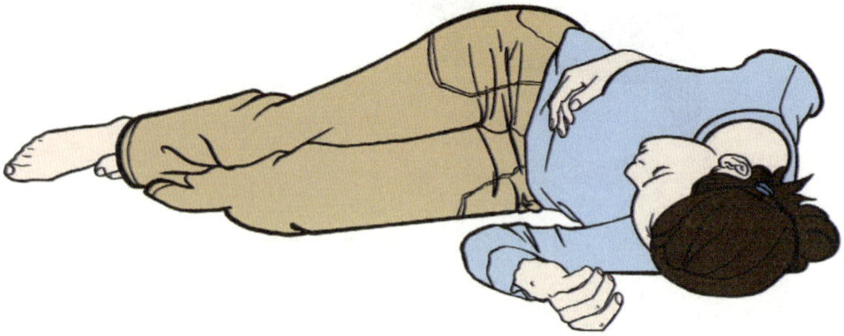

འཁྲུམ་འདར་ཤོར་བ་ཉི་ཟ་གནད་འཁྲུམས་པ་ལས་བྱུང་།

༡ ནད་པ་གཞོགས་བསྒྱིགས་ནས་ཉལ་དུ་འཇུག་དགོས།

ནད་པ་གཞོགས་བསྒྱིགས་ནས་བསྙལ་ཚེ། མཆིལ་མ་དང་སྐྱུག་རོ་སོགས་གློ་ཡུའི་ནང་ལུས་ནས་དབུགས་སུབ་ཐེབས་པ་དང་ལྕེ་རྩེ་རྒྱབ་ཏུ་ལོག་སྟེ་དབུགས་བཀག་ནས་གསོ་རླུང་མི་འདང་བ་སོགས་འགོག་ཐུབ།

༢ ནད་པའི་གནས་ཚུལ་ལ་དོ་སྣང་དང་ལྟ་རྟོག་ཞིབ་ཚགས་བྱེད་དགོས།

སྨན་པ་ཡུལ་དངོས་ལ་སླེབས་ནས་སྨན་བཅོས་ལེགས་པར་ཐུབ་ཆེད་ནད་པའི་འཁྲུམ་འདར་གྱི་ནད་རྟགས་གཞོགས་གང་ནས་འགོ་བཙུམས་པ་སོགས་ལ་དོ་སྣང་བྱེད་དགོས་པ་མ་ཟད། སྨན་དོན་མི་སྣ་སླེབས་རྗེས་དུས་ཐོག་ཏུ་ནད་པའི་གནས་ཚུལ་བཤད་ནས་ཡང་དག་པའི་སྒོ་ནས་སྨན་བཅོས་ཐུབ་པར་འགན་ལེན་བྱེད་དགོས།

༣ ནད་པར་བར་སྐྱོང་འདང་ངེས་ཤིག་ཡོད་པར་འགན་ལེན་བྱེད་དགོས།

ཉེ་འཁྲམ་གྱི་ཉེན་ཁའི་རིགས་ཀྱི་དངོས་པོ་མྱུར་དུ་བསལ་རྗེས་ནད་པ་བདེ་འཇགས་ཀྱི་གནས་ཤིག་ལ་སྐྱེལ་དགོས། གལ་ཏེ་ནད་པ་འཁྲུམ་འདར་ཤོར་བ་ནི་ཚ་བ་རྒྱས་པ་ལས་བྱུང་བ་ཡིན་ན་མྱུར་དུ་གོས་ཀྱི་སྒྲོག་གུ་བཀྱོལ་ནས་མགོ་དང་མཇིང་པ། མཆན་ཁུང་འོག །སྟེ་བའི་ངོས་བཅས་སུ་འཁྱགས་ཁུག་བཙུག་སྟེ་ལུས་དྲོད་གཅོག་དགོས་པ་མ་ཟད་ཆུ་གྲང་མོའི་ནང་ཚྭ་བཏབ་ནས་སྟེར་དགོས། གལ་ཏེ་ནད་པ་འཁྲུམ་འདར་ཤོར་བ་ནི་མྱུར་བའི་རང་བཞིན་གྱི་གླད་ཁྲག་དཀོན་པ་ལས་བྱུང་བ་ཡིན་ན། མྱུར་སྐྱོབ་མཁན་གྱིས་འཕྲལ་མར་མྱུར་སྐྱོབ་ཁ་པར་རྒྱག་དགོས་པ་མ་ཟད། ནད་པར་གསོ་རླུང་རྟབ་ཏུ་འཇུག་དགོས།

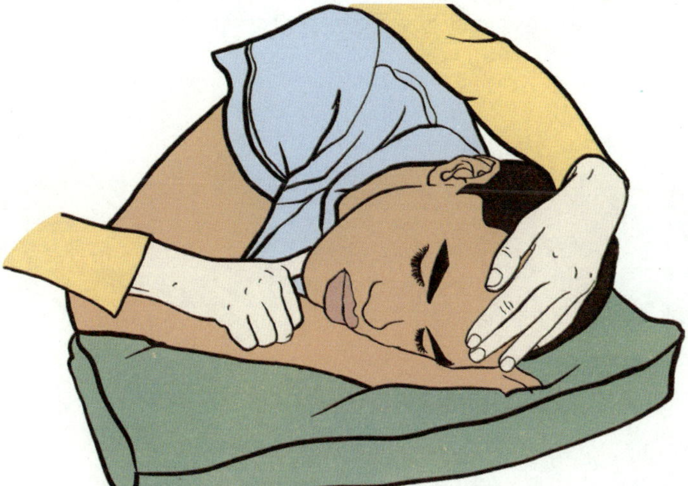

༤ ནད་པ་རང་གིས་རང་ལ་རྨས་སྐྱོན་བཟོ་བར་གཟབ་དགོས།

ནད་པ་འཁྲུམ་འདར་ཤོར་སྐབས་ལྕེ་ལ་སོ་རྒྱག་སླ་བས་ཐུར་མ་དང་ལག་རས། ལྕེ་གནོན་རྒྱག་ལེབ་ནད་པའི་ཡས་སོ་དང་མས་སོའི་བར་དུ་བཙུག་སྟེ། ནད་པས་རང་གིས་རང་ལ་རྨས་སྐྱོན་མི་བཟོ་བ་བྱེད་དགོས།

༥ བརྟག་དཔྱད་ཞིབ་ཚགས་བྱེད་པ།

མྱུར་སྐྱོབ་བྱེད་རིང་མྱུར་སྐྱོབ་མཁན་གྱིས་ནད་པའི་ན་ཚའི་ལོ་རྒྱུས་འཚོལ་བསྡུ་བྱེད་དགོས་པ་མ་ཟད། འཁྲུམ་འདར་ཤོར་བའི་དུས་ཚོད་གསལ་པོ་ཤེས་དགོས། འཁྲུམ་འདར་ཤོར་མཚམས་བཞག་རྗེས་མྱུར་དུ་ནད་པའི་སྲོག་རྒྱུན་ལ་བརྟག་དཔྱད་བྱེད་དགོས། གལ་ཏེ་ནད་པ་དབུགས་འཁྱིལ་ཧུབ་ཐུབ་ན་དེ་ལྟར་སླར་གསོ་བྱེད་དུ་འཇུག་དགོས་ལ། ནད་པའི་དབུགས་ཀྱི་རྒྱུ་བ་ཆད་ཡོད་ན་འཕྲལ་དུ་གློ་སྙིང་སླར་གསོ་བྱེད་དགོས།

༦ མྱུར་དུ་སྨན་ཁང་ལ་འབྲེལ་བ་བྱེད་པ།

ནད་པ་འཁྲུམ་འདར་ཤོར་མཚམས་བཞག་རྗེས་མྱུར་སྐྱོབ་མཁན་གྱིས་འཕྲལ་དུ་སྨན་ཁང་ལ་སྐྱེལ་བ་དང་། གལ་ཏེ་བར་མེད་དུ་འཁྲུམ་འདར་ཤོར་བའི་ནད་རྟགས་མངོན་ཚེ། མྱུར་སྐྱོབ་ཁ་པར་བཏང་ནས་ཆེད་ལས་སྨན་པའི་སྨན་བཅོས་ཐོབ་པ་བྱེད་དགོས།

ལེའུ་གསུམ་པ།

ཁྲག་ཐོར་བ་དང་རྫ་བཙོས་པའི་སྦྱར་སྦྱོར།

འཕར་རྩ་ལས་ཁྲག་ཤོར་བ།

༡ མཛུབ་མོས་ཁྲག་འགོག་ཐབས།

འཕར་རྩ་ཅུང་ཆེ་བ་ནས་ཁྲག་ཤོར་སྐབས་མཛུབ་མོས་མྱུར་དུ་རྨ་ཁ་ཤེད་ཀྱིས་མནན་ཏེ་ཁྲག་བཀག་དགོས། འོན་ཏེ་གནོན་ཐེངས་གཅིག་ལ་སྐར་མ་༡༠ལས་བརྒལ་མི་རུང་། མནན་ཡུན་རིང་དྲགས་ན་ཁྲག་གི་འཁོར་རྒྱུག་འགགས་ནས་འབྱུང་བའི་བྱེད་ནུས་ཉམས་སྲིད། མཛུབ་མོས་ཁྲག་འགོག་ཐབས་ནི་མགྱོགས་མྱུར་དང་ཁྲག་འགོག་པའི་གནས་སྐབས་ཀྱི་བྱེད་ཐབས་ཤིག་ཡིན། གལ་ཏེ་ཁྲག་དོན་མཚམས་ཆད་ན་མྱུར་སྐྱོབ་མཁན་གྱིས་འཕྲལ་དུ་སྨན་ཁང་ལ་བསྐྱལ་ནས་ཁྲག་འགོག་ཐབས་གཞན་པ་བཀོལ་དགོས།

༢ རྨ་རས་སྔོན་དགྲི་བྱས་ནས་ཁྲག་འགོག་ཐབས།

ཐོག་མར་དུག་སེལ་སེང་རས་ཀྱིས་རྨ་ཁ་བཀབ་རྗེས་ལག་རས་དང་ཞྭ་མོ། སྲིང་བལ་སོགས་ལྟེབ་གདན་བྱས་ཏེ་རྨ་ཁའི་ཐོག་འཇོག་དགོས་པ་དང་། དེ་ནས་རྨ་རས་སམ་ཟུར་གསུམ་རས་ཀྱིས་རྨ་ཁ་དམ་པོར་བསྡམས་ན་ཁྲག་དོན་མཚམས་གཅོད་ཐུབ། ཐབས་ཤེས་འདི་འཕར་རྩ་ཆུང་བ་ལས་ཁྲག་ཤོར་ན་སྤྱོད་དགོས་ཤིང་། གལ་ཏེ་རྨ་ཁར་རུས་པ་ཆག་རོ་ཡོད་ན་ཐབས་ཤེས་འདི་སྤྱོད་མི་རུང་།

༣ རྩབ་བརྒྱབ་སྐྱེ་འཁྱོག་པོར་བཞག་ནས་ཁྲག་གཅོད་ཐབས།

ནད་པའི་རྐང་ངར་དང་ལག་ངར་གྱི་འཕར་རྩ་ཆེན་མོ་ནས་ཁྲག་དོན་སྐབས། ནད་པའི་

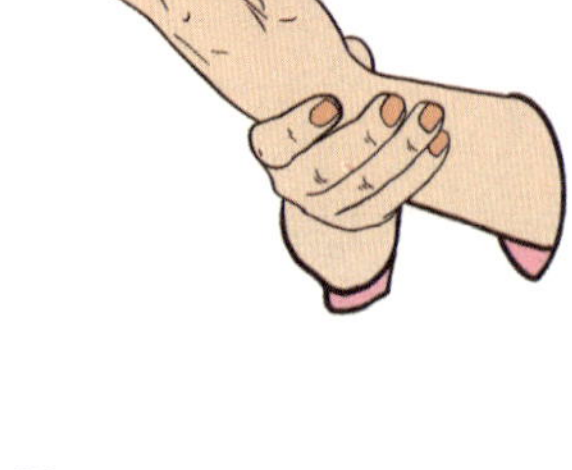

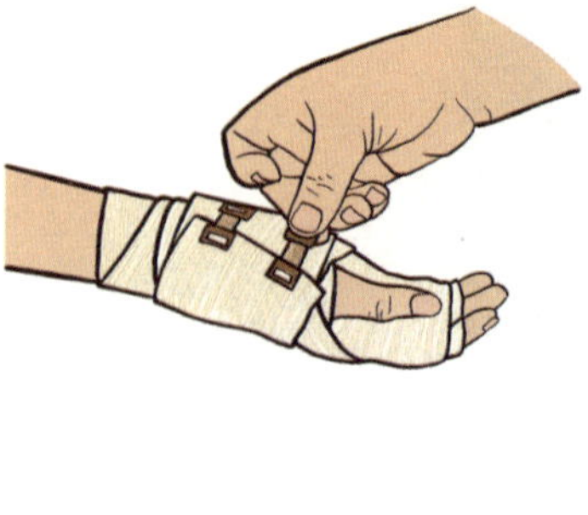

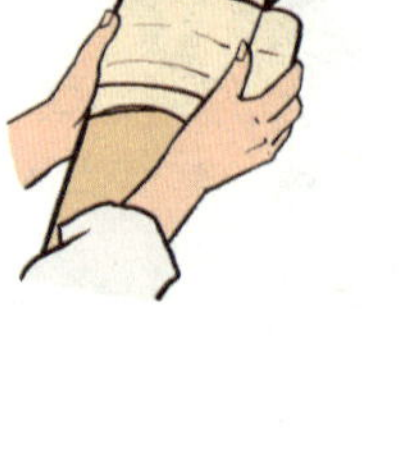

གྲུ་ཁུག་དང་ཕྱུས་མོའི་འཁྱིག་མཚམས་སུ་ལག་རས་དང་སྤྲིན་བལ་སོགས་བཞག་རྗེས། ནད་པའི་ལྷུ་ཚིགས་གྲུག་ཙམ་བཟློས་ཏེ་རྨ་རས་སམ་ཟུར་གསུམ་རས་ཀྱིས་དམ་པོར་བསྡམ་དགོས།

༤ ཁྲག་གཅོད་ཐག་པས་ཁྲག་འགོག་ཐབས།

རྨས་མའི་རྐང་ལག་གི་འཕར་རྩ་ཆེན་མོ་ནས་ཁྲག་དོན་སྐབས། ཁྲག་བཀག་མ་ཐུབ་ཚེ་ཁྲག་གཅོད་ཐག་པ་བཀོལ་དགོས། སྤྱིར་བཏང་དུ་ཐག་པ་དེ་བཅིངས་ནས་ཆུ་ཚོད་བཞི་ལས་བརྒལ་མི་རུང་། གལ་ཏེ་ནད་པ་ཁྲག་ཡུན་རིང་ཤོར་ན་ཆུ་ཚོད་གཅིག་གི་མཚམས་ནས་ལྷུག་ཏུ་ཐེངས་གཅིག་གཏོང་དགོས། ལྷུག་ཏུ་གཏོང་ཡུན་ནི་སྐར་མ་༡ནས་༢ཙམ་ཡིན་ཞིང་། ཁྲག་མང་པོ་མི་ཤོར་བའི་ཆེད་ལྷུག་ཏུ་གཏོང་སྐབས་རྨ་ཁ་མནན་དགོས།

སྡོད་རྩ་ལས་ཁྲག་ཤོར་བ།

༡ སྤྱིར་བཏང་གི་ནད་པ་མྱུར་སྐྱོབ་བྱེད་ཐབས།

སྤྱིར་བཏང་གི་ནད་པའི་སྡོད་རྩ་ལས་ཁྲག་ཤོར་སྐབས་མྱུར་སྐྱོབ་མཁན་གྱིས་མྱུར་དུ་ཁྲག་འགོག་ཐབས་བྱེད་དགོས། གལ་ཏེ་ཉེ་འགྲམ་ན་ཏིན་ཅིའུ་འམ་ཨ་རག་ཉིང་ཁུ་ཡོད་ན་རྨ་ཁར་དུག་སེལ་བྱས་རྗེས་སེང་རས་ལའང་དུག་སེལ་བྱས་ནས་རྨ་ཁར་འགེབས་དགོས། གལ་ཏེ་རྨ་ཁ་ཆུང་ཆེ་ན་ནད་པར་གཞི་རྩའི་ཁྲག་གཅོད་ཐབས་སྤྱད་ནས་ཁྲག་གཅོད་དགོས།

ནད་པའི་ཆུང་སྦོམ་པའི་སྡོད་རྩ་ལས་ཁྲག་བཞུར་སྐབས་མྱུར་སྐྱོབ་མཁན་གྱིས་མཛུབ་གནོན་ཁྲག་གཅོད་བྱེད་ཐབས་སྤྱད་ནས་མྱུར་དུ་མཐེ་བོང་གིས་ནད་པའི་རྨ་ཁ་མནན་ཏེ་ཁྲག་གཅོད་ཐུབ་པ་བྱེད་དགོས།

མཛུབ་གནོན་ཁྲག་གཅོད་བྱེད་ཐབས་སྤྱད་ནས་ནད་པའི་ཁྲག་རྩ་མནན་ན་ཁྲག་གི་འཁོར་རྒྱུག་རྗེ་དལ་དུ་སོང་ནས་ཁྲག་རྗོག་ཏུ་འགྱུར་སླ་མོད། འོན་ཀྱང་མཛུབ་གནོན་བྱེད་ཐབས་སྤྱད་ན་སྐར་མ་༥ནས་༡༥མཚམས་སུ་གཞི་ནས་ཁྲག་འགོག་ཐུབ། ནད་པའི་རྨ་ཁ་ཆུང་གཏིང་ཟབ་ན་མྱུར་སྐྱོབ་མཁན་གྱིས་སྤྲིན་བལ་ལམ་ཡང་ན་ལག་རས་རྨ་ཁའི་ཐོག་བཞག་སྟེ་

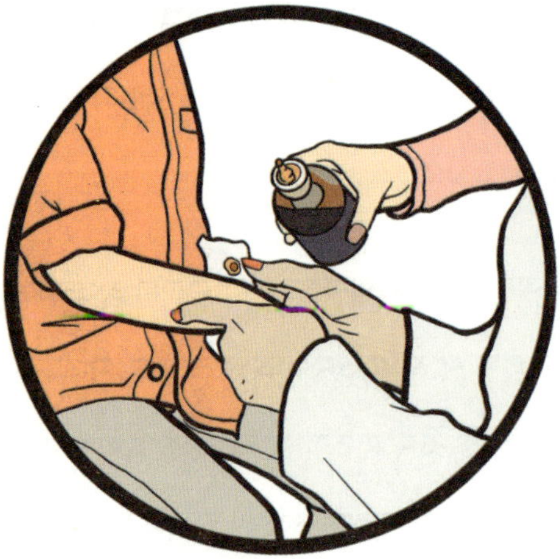

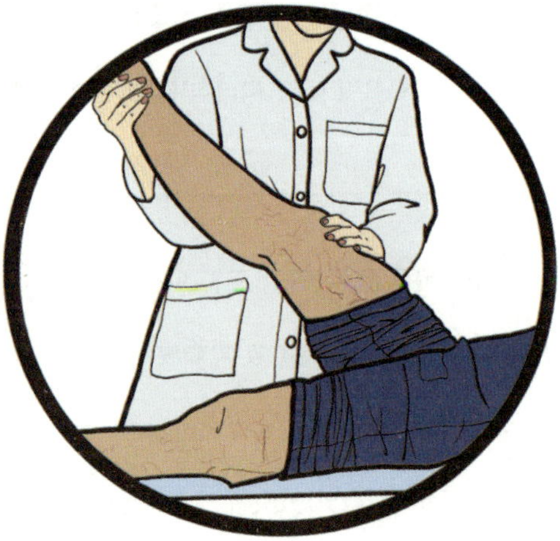

རྨ་རས་དཀྲི་དགོས། གཞན་ནད་པའི་རྨས་སྐྱོན་ཕོག་པའི་གནས་ནས་ཡར་བཏེགས་ན་སྡོད་རྩའི་ཁྲག་འགག་པར་ཕན་པ་ཡོད།

༢ སྡོད་རྩ་རྒྱས་འབྲུམ་བྱུས་པའི་ནད་པ་སྨུར་སྐྱོབ་བྱེད་ཐབས།

སྡོད་རྩ་རྒྱས་འབྲུམ་གྱི་ནད་པའི་སྡོད་རྩ་ལས་ཁྲག་དོན་སྐབས། ཐོག་མར་ནད་པ་གན་རྐྱལ་ལོག་ཏུ་བཅུག་ནས་འཕྲལ་དུ་ནད་པའི་རྐང་པ་ཡར་བཀྱགས་ན་ཁྲག་དོན་ཚད་ཇེ་ཉུང་དུ་འགྲོ་ཐུབ། སྨུར་སྐྱོབ་མཁན་གྱིས་ནད་པའི་རྐང་པ་རང་གི་དཔུང་པའམ་རྒྱབ་སྙིགས་ཐོག་བཏེགས་ཏེ་སེང་རས་གཙང་མ་ཞིག་གིས་བསྣམས་ནས་ཁྲག་ཆོད་ཐབས་བྱེད་དགོས།

སྨུར་སྐྱོབ་བྱེད་རིང་སྨུར་སྐྱོབ་མཁན་གྱིས་ནད་པའི་རྐང་ཤུབས་སོགས་ལུས་པོ་བསྣམས་ནས་ཁྲག་དོན་ཚད་ཇེ་ཆེར་གཏོང་སྲིད་པའི་གྱོན་ཆས་ཕུད་དགོས། རྨ་རས་དཀྲི་སྐབས་སྨུར་སྐྱོབ་མཁན་གྱིས་སེང་རས་དེ་ཆེ་ཞིང་འཇམ་པའི་རས་ཆ་ཞིག་གིས་བཏུམས་ཐོག་སྟེང་དུ་རྨ་རས་དཀྲི་དགོས། དོ་སྣང་བྱེད་དགོས་པ་ཞིག་ལ་བསྣམས་དྲགས་ན་ཁྲག་གི་འཁོར་རྒྱུག་ལ་ཤུགས་རྐྱེན་ཐེབས་ངེས་པས་ལྷུག་ཙམ་དཀྲི་དགོས།

རྨ་རས་དཀྲིས་རྗེས་སྨུར་སྐྱོབ་མཁན་གྱིས་སྨུར་སྐྱོབ་ཁ་པར་རྒྱག་དགོས། སྨན་བཅོས་མི་སྣ་མ་སླེབས་གོང་ལ་སྨུར་སྐྱོབ་མཁན་གྱིས་ནད་པའི་རྐང་པ་ཡར་བཀྱགས་ཏེ་ནད་པའི་དབུགས་

འཁྱིན་ཐུབ་དང་། འཕར་རྩ། ནད་རྟགས་སོགས་ཟིན་ཐོར་འགོད་དགོས། གཞན་ཡང་མྱུར་སྐྱོབ་མཁན་གྱིས་སྐར་མ་༡༠རེའི་མཚམས་སུ་ནད་པའི་རྩ་རྒྱས་དང་རྐང་པའི་ཁྲག་རྒྱུན་འཁོར་རྒྱུག་བྱེད་ཚུལ་ལ་ཞིབ་བཤེར་བྱེད་དགོས།

ཀླད་ཁྲག་ལུ་བ་དང་ཁྲག་སྐྱུག་པ།

༡ ཁྲག་ལུ་སྐབས་ཀྱི་མྱུར་སྐྱོབ་བྱེད་ཐབས།

(༡) ནད་པ་གཞོགས་བསྒྲོགས་ནས་བསྙལ་ཏེ་དབུགས་ལམ་མ་འགག་པ་བྱེད་དགོས།

(༢) གལ་ཏེ་ནད་པ་སེམས་འཚབ་ལངས་ན། མྱུར་སྐྱོབ་མཁན་གྱིས་དུས་ཐོག་ཏུ་ནད་པར་སེམས་གསོ་བཏང་ནས་བབ་བརྟེན་ཡོང་བ་བྱས་ཐོག །དགོས་པ་བྱུང་ཚེ་ནད་པར་ལྷོད་འཇགས་སྨན་འཐུང་དུ་བཅུག་ཆོག

(༣) ནད་པར་ཐུ་རྡུང་སྐམ་རྩ་རིལ་བུའམ་ཡང་ན་ཀླད་འཇགས་པའི་སྨན་འཐུང་དུ་བཅུག་སྟེ། ཀླད་ཤུགས་ཆེན་པོ་བརྒྱབ་ནས་རྩ་ཆེན་རྡོལ་བ་སྔོན་འགོག་བྱེད་དགོས།

(༤) ཁྲག་གཅོད་སྨན་རྫས་ཁ་ཤས་སྤྱད་དེ་ཁྲག་གཅོད་ཐབས་བྱེད་དགོས། གལ་ཏེ་ནད་པ་ཀླད་ཁྲག་ལུ་ནས་དབུགས་སུབ་ཐེབས་ཚེ་མྱུར་སྐྱོབ་མཁན་གྱིས་མྱུར་དུ་ནད་པའི་མགོ་བོ་གཞོགས་གཅིག་ཏུ་བསྐྱོར་ནས་ཁ་ནང་གི་ཁྲག་རྡོག་དང་ཁ་ཆུ་སོགས་གཙང་སེལ་བྱེད་དགོས་པ་མ་ཟད། ནད་པ་ཁ་བུབ་ཏུ་བསྙལ་རྗེས་སྐལ་པ་དལ་བུར་བརྡེགས་ནས་ནད་པའི་ཁྲག་རོ་ཕྱིར་འབུད་ཐབས་བྱེད་དགོས།

༢ ཁྲག་བསྐྱུག་པ་མྱུར་སྐྱོབ་བྱེད་ཐབས།

ཁྲག་སྐྱུག་སྐབས་གཙོ་བོ་ལྟོ་བར་གཟེར་བརྒྱབ་ནས། ཁྲག་སྐྱུག་པོའམ་རྫ་མདོག་སྐྱུག་གི་ཡོད། མགོ་ཡུ་འཁོར་བ་དང་། དབུགས་ཐག་ཐུང་བ། སེམས་འཚབ་པ། ཤུགས་མེད་པ། ཉིབ་མདངས་ཆེ་བ། རྐང་ལག་གྲང་ཞིང་བརླན་པ། ཐ་ན་དྲན་པ་འཐོར་བ་སོགས་ཀྱི་ནད་རྟགས་འབྱུང་སྲིད། གལ་ཏེ་ཁྲག་བསྐྱུག་པའི་ནད་པ་འཕྲད་ཚེ་དུས་ཐོག་ཏུ་གཤམ་གྱི་མྱུར་སྐྱོབ་བྱེད་

ཐབས་དག་སྤྱོད་དགོས་ཏེ།

(༡) ནད་པ་བབ་བཀྲིང་ཡོང་བ་རྒྱུན་འཁྱོངས་དང་། གཞོགས་བསྒོགས་ནས་ལུས་སྟོད་མཐོ་ཞིང་ལུས་སྨད་དམའ་བར་བྱས་ཏེ་གླད་པར་ཁྲག་འདང་ངེས་ཤིག་འཁོར་རྒྱུག་ཐུབ་པར་འགན་ལེན་བྱེད་དགོས། ཁྲག་རྒྱུག་སྐབས་མེད་དུ་འཇུག་མི་རུང་ལ་ཁྲག་བརྒྱུག་རིང་བཟའ་བཏུང་བྱེད་མི་རུང་།

(༢) ཁྲག་བརྒྱུག་པའི་ནད་རྟགས་ཞི་ལྷོད་དུ་འགྲོ་སྐབས། མྱུར་སྐྱོབ་མཁན་གྱིས་ཆུ་གྲང་མོའི་ནང་སྨན་སྦངས་ནས་སྐྱེར་ཚོག་ཅིང་། གལ་ཏེ་སྨན་མེད་ན་ཐད་ཀར་ཆུ་གྲང་མོའི་ནང་ཚྭ་བཏབ་སྟེ་སྐྱེར་ན་ཁྲག་རྩ་རྫེ་ཆུང་དུ་ཕྱིན་ནས་ཁྲག་འགོག་པར་ཕན། གཞན་ཡང་ད་དུང་ནད་པའི་ལྟོ་བའི་ཐོག་སེང་རས་ཤིག་བཏིང་ནས་དེའི་ཐོག་འཁྱགས་ཁུག་འགའ་བཞག་སྟེ་ཁྲག་འགོག་ཐབས་བྱེད་དགོས།

(༣) གལ་ཏེ་ཁྲག་བརྒྱུག་པའི་ནད་པར་དྲན་པ་འཐོར་བའི་ནད་རྟགས་བྱུང་ན་འཕྲལ་མར་མྱུར་སྐྱོབ་ཁ་པར་རྒྱག་དགོས་པ་དང་། སྨན་ཁང་དུ་སྐྱེལ་རིང་གང་ཐུབ་ཀྱིས་གཡོ་འགུལ་མི་ཐེབས་པ་དང་ནད་པའི་ལུས་དྲོད་ལ་དོ་སྣང་བྱེད་དགོས་པ་བཅས་སོ། །

རྣ་ཅོག་དང་སྣ་ཁུང་ནས་ཁྲག་དོན་པ།

༡ རྣ་ཅོག་ནས་ཁྲག་དོན་སྐབས་ཀྱི་མྱུར་སྐྱོབ་བྱེད་ཐབས།

(༡) གལ་ཏེ་ནད་པའི་དྲན་པ་གསལ་པོ་ཡོད་ན། ནད་པ་ཉལ་ཁྲིའི་སྟེང་གཞོགས་བསྒོགས་ནས་བསྒྱལ་ཏེ་མགོ་བོ་ཁྲག་དོན་སའི་ཕྱོགས་སུ་འཁྱོག་ཏུ་བཅུག་ནས་ཁྲག་འཛག་ཏུ་འཇུག་དགོས།

(༢) ཁྲག་དོན་པའི་རྒྱུ་རྐྱེན་གསལ་པོ་མེད་པའི་གནས་ཚུལ་འོག་མྱུར་སྐྱོབ་མཁན་གྱིས་ནད་པའི་རྣ་ཅོག་ནང་དུ་སྨན་བླུག་པའམ་རྣ་བ་བཀྲུ་བ་སོགས་བྱེད་མི་རུང་། དེ་ལྟར་བྱས་ན་འབུ་སྲིན་རྣ་བུག་ཏུ་འཛུལ་ནས་རྣ་བའི་གནོད་ཚད་འབྱུང་ཉེན་ཡོད། གལ་ཏེ་ནད་པའི་རྣ་བུག

ཏུ་འདམ་བག་གམ་སྦགས་དངོས་གཞན་ཡོད་ན། མྱུར་སྐྱོབ་མཁན་གྱིས་ཨ་རག་ཉིང་ཁུ་བྱུག་པའི་སྤྲིང་བལ་སྤྱད་དེ་འདམ་བག་གཙང་མར་ཕྱིས་རྗེས་སྨན་པས་ཕྱིར་འདོན་དགོས། གལ་ཏེ་ནད་པའི་རྣ་སྐྱི་རྡོལ་བ་གཏན་འཁེལ་བྱུང་ན། སོ་ཤིང་ལ་སྤྲིང་བལ་དཀྲིས་ནས་ཨ་རག་ཉིང་ཁུས་རྣ་ལམ་གཙང་མར་ཕྱིས་རྗེས། མཐར་དུག་སེལ་སྤྲིང་བལ་གྱིས་ནད་པའི་རྣ་ལམ་བཀག་ན་ཐལ་རྡུལ་འགོག་ཐུབ། གལ་ཏེ་རྣ་སྐྱི་ནི་མགོ་རུས་ཆག་ནས་རྡོལ་བ་ཡིན་ན་རྣ་ལམ་བཀག་པའི་ཐབས་ལ་བརྟེན་ནས་ཁྲག་འགོག་ཐབས་བྱེད་མི་རུང་།

(༣) ནད་པའི་རྣ་སྐྱི་རྡོལ་རྗེས་གདོང་འཕྲུད་དུས་དོ་སྣང་བྱེད་དགོས་པ་ཞིག་ལ་རྣ་ལམ་དུ་ཆུ་མ་འཛུལ་བ་བྱེད་དགོས། གཞན་ཡང་གང་ཐུབ་ཅི་ཐུབ་ཀྱིས་སྣབས་རྟུག་ཤུགས་ཀྱིས་ཕྱིས་མི་རུང་། དེས་མ་གཏོགས་ཆུ་ནྲངས་སམ་སྣབས་རྟུག་རྣ་བུག་ཏུ་འཛུལ་ནས་རྣ་བའི་གཉན་ཚད་འབྱུང་སྲིད།

(༤) སྤྱིར་བཏང་བྱས་ན་ཕྱི་རྣས་རང་བཞིན་གྱི་རྣ་ཁྲག་དོན་པ་དེ་རིགས་མང་ཆེ་བ་རང་བཞིན་གྱིས་སོས་ཐུབ། དུས་རྒྱུན་དུ་འོས་འཚམ་གྱི་ཐག་གཅོད་བྱས་ཏེ་འགོས་ཁྲབ་མི་འགྲོ་བར་དོ་སྣང་བྱེད་དགོས། གལ་ཏེ་ནད་པའི་རྣ་ཁྲག་དོན་ཚད་ཙུང་ཚབས་ཆེ་ན། མྱུར་སྐྱོབ་མཁན་གྱིས་མྱུར་དུ་སྨན་ཁང་དུ་སྐྱེལ་དགོས་པ་དང་། གང་མགྱོགས་ཆེད་ལས་སྨན་བཅོས་བྱེད་དུ་འཇུག་དགོས།

༢ སྣ་ཁྲག་དོན་སྐབས་ཀྱི་མྱུར་སྐྱོབ་བྱེད་ཐབས།

(༡) ནད་པ་མར་ཉོད་དུ་འཇུག་པ་དང་། མགོ་བོ་བསྒུར་ཏེ་ཁྲག་སྣ་བུག་ནས་བཞུར་དུ་འཇུག་དགོས། ནད་པར་སྣ་གཤོག་བཙིར་དུ་བཅུག་སྟེ་དབུགས་ཁ་ནང་ནས་རྔར་མ་༡༠ཡན་འཁྱིན་རྫབ་བྱེད་དུ་འཇུག་དགོས་ཤིང་། ནད་པའི་མགོ་བོ་གྱེན་དུ་བཏེགས་ན་ཁྲག་མིད་པའི་ནང་ཤོར་ནས་སྐྱུག་ཉེན་ཆེ་བས་འཛེམས་དགོས།

(༢) གང་ཐུབ་ཅི་ཐུབ་ཀྱིས་ནད་པར་སྐད་ཆ་ཤོད་དུ་མི་འཇུག་པ་དང་། མིད་པ་དང་ལུད་པ། དབུགས་སྣ་ནས་ཤུགས་ཀྱིས་རྫབ་པ་བཅས་ཀྱི་བྱ་སྤྱོད་ཉུང་ཙམ་བྱས་ནས་ཁྲག་འགྲིལ་བར་

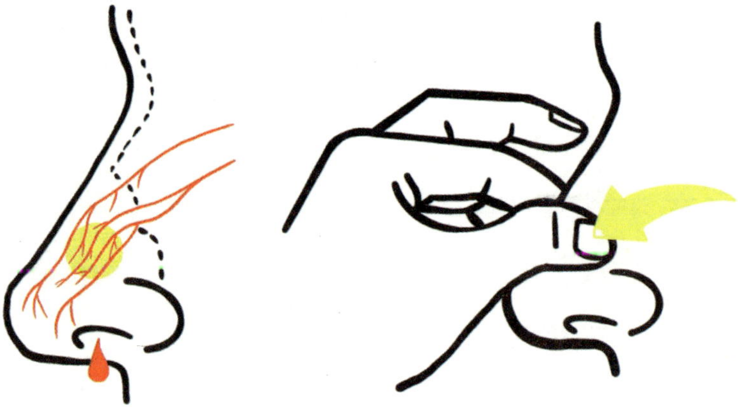

སྡོན་འགོག་བྱ་དགོས་ཤིང་། རས་གཙང་མའམ་ཤོག་བུས་ཁྲག་ཕྱིས་སུ་འཇུག་དགོས། སྐར་མ་༡༠སོང་རྗེས། ནད་པར་སྣ་གཤོག་སྒྲོད་དུ་འཇུག་པ་དང་། གལ་ཏེ་ད་དུང་སྣ་ཁྲག་དོན་བཞིན་ཡོད་ན། སྨན་ཁང་དུ་བསྐྱལ་ནས་ཆེད་ལས་སྨན་བཅོས་དང་ལེན་བྱེད་དུ་འཇུག་དགོས། མྱུར་དུ་སྨན་ཁང་དུ་འགྲོ་དགོས་ཤིང་། ཁྲག་ཆུ་ཚོད་ཕྱིད་ཀ་ཙམ་དོན་པ་ཡིན་ཡང་། ཁྲག་ཆ་ཆང་མང་པོ་ཤོར་ན་ཉེན་ཁ་ཆེ།

(༣) གལ་ཏེ་ནད་པ་སྣ་ཁྲག་ཡང་ཡང་དོན་ཆེ་མུ་མཐུད་ནད་པའི་སྣ་བཅོར་རོགས་བྱེད་དགོས། གལ་ཏེ་ཁྲག་ཆུ་ཚོད་ཕྱེད་ཀ་ཙམ་དོན་པའམ་ཡང་ན་ཁྲག་ཧ་ཅང་མང་པོ་དོན་ཆེ། འཕྲལ་མར་ནད་པ་སྨན་ཁང་དུ་བསྐྱལ་ནས་ཆེད་ལས་སྨན་བཅོས་དང་ལེན་བྱེད་དུ་འཇུག་དགོས།

མཆོན་རྒྱ།

མཆོན་གྱིས་རྨས་སྐབས་མྱུར་སྐྱོབ་མཁན་གྱི་མྱུར་སྐྱོབ་ཀྱི་དམིགས་ཡུལ་གཙོ་བོ་ནི་ཁྲག་འགོག་ཐབས་བྱ་རྒྱུ་དེ་ཡིན། གལ་སྲིད་མཐའ་སྐོར་དུ་རོགས་པ་བྱེད་མཁན་མེད་ཀྱང་། རྨས་མ་རང་ཉིད་སེམས་ཤུགས་ལ་འབབ་ཐུབ་པ་དགོས། གལ་ཏེ་རྨས་མའི་རྐང་ལག་བཞི་པོའི་རྨ་ཁ་

ནས་ཁྲག་ཐུང་ཚབས་ཆེན་པོ་དོན་སྐབས་ས་ཆ་དེ་ག་ནས་རྒྱུ་ཆ་བཅལ་ཏེ། ལག་རས་དང་གྱོན་ཆས་གཙང་མ་སོགས་སྦྱད་ནས་རྨ་རས་དཀྲི་དགོས། རྨ་རས་དམ་ལྷོད་རན་པོ་དཀྲིས་ནས་ཏུས་གནས་བསྐྱུར་བར་སྔོན་འགོག་བྱེད་དགོས་པ་མ་ཟད། སྐར་མ་༡༠ཙམ་སོང་རྗེས་རྨ་རས་ཐེངས་གཅིག་དཀྲོལ་ཏེ། རྨ་ཁར་ཁྲག་མ་འདང་བའི་དབང་གིས་རྨ་ཁ་ཏུལ་འགྱུར་འགྲོ་བ་སྔོན་འགོག་བྱེད་དགོས།

རྨ་ཆུང་ཆུང་ཡིན་ན་སྔོན་ལ་རྨ་ཁ་གཙང་སེལ་བྱེད་དགོས་པ་དང་། ཁྲག་འགག་རྗེས་དུག་སེལ་ཆུའམ་ཡང་ན་སྐྱེ་ཁམས་ཚྭ་ཆུས་གཙང་འབྲུད་བྱས་ནས་རྨ་རས་སམ་སེང་རས་སོགས་དཀྲི་དགོས།

རྨ་ཁ་ཐུང་གཏིང་རིང་བ་དང་། ལྷག་པར་དུ་ཁྲག་རྩ་དང་དབང་རྩ། ནང་ཁྲོལ་བཅས་ལ་གཟེར་བའི་རྨ་ཡིན་ན་རང་དགར་ལུས་ལ་ཟུག་པའི་དངོས་པོ་བླངས་མི་ཆོག །དེས་མ་གཏོགས་ནད་པའི་རྣམ་སྐྱོན་ཇེ་སྡུག་ཏུ་འགྲོ་ཉེན་ཡོད། གལ་ཏེ་རྨ་ཁ་ཐུང་ཆེ་ཞིང་ཁྲག་དོན་མཚམས་མ་ཆད་ན་མཛུབ་མོས་མནན་ནས་ཁྲག་གཅོད་པའམ་ཁྲག་གཅོད་ཐག་པ་དང་། ཡང་ན་དངོས་པོ་གཞན་གྱིས་ཁྲག་འགོག་ཐབས་བྱེད་དགོས་སོ། དོ་སྣང་བྱེད་དགོས་པ་ཞིག་ལ་ནད་པའི་རྐང་པ་མཐོ་པོར་བཏེགས་ན་ཁྲག་ཤོག་རྒྱུག་བྱས་ནས་ཁྲག་དོན་ཚད་མང་དུ་འགྲོ་ཉེན་ཡོད་པས་གཟབ་དགོས། མཇུག་ཏུ་འཕྲལ་མར་སྨུར་སྐྱོབ་ཁ་པར་བརྒྱབ་ནས་རྨས་མ་སྨན་ཁང་དུ་བསྐྱལ་ཏེ་སྨུར་སྐྱོབ་བྱེད་དགོས།

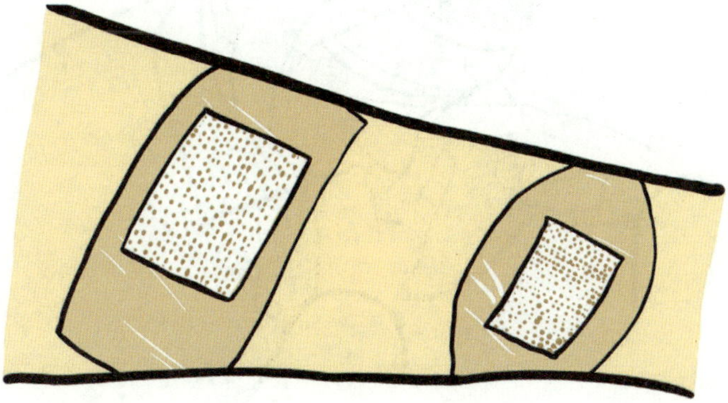

མགོ་བོའི་རྨ་ཁ།

གལ་ཏེ་མགོ་ལྷགས་བཤུས་ཡོད་ན་སྐྱུར་སྐྱོབ་མཁན་གྱིས་གཟབ་ནན་དང་ཕྱིར་གཡོགས་པ་དང་སྦྲགས་རྨས་མར་སེམས་གསོ་བྱས་ནས་སེམས་ལྷོད་ལ་འབབ་ཏུ་འཇུག་དགོས།

དེ་ནས་མགྱོགས་སྐྱུར་ཆུ་གཙང་མས་རྨ་ཁ་བཀྲུས་རྗེས། དུག་སེལ་བྱས་ཟིན་པའི་རས་སམ་སྤུ་མེད་པའི་རས་ཀྱིས་རྨ་ཁ་འགེབས་དགོས་པ་མ་ཟད། ལག་པས་ག་ལེར་རྨ་ཁ་མནན་ནས་སྐར་མ་༡༠ཙམ་འདུག་དགོས། དེ་ལྟར་བྱས་ན་ཁྲག་མང་པོ་ཤོར་ཏེ་དྲན་པ་ཐོར་བའི་ཉེན་ཁ་ཇེ་ཆུང་དུ་གཏོང་ཐུབ།

ལག་པ་གཅིག་རྨ་ཁ་ཡོད་སའི་རྨ་རས་ཐོག་བཞག་སྟེ། ལག་པ་ཡ་གཅིག་གིས་རྨ་རས་ཀྱི་སྣེ་གཅིག་འཛིན་ཐོག་རྨ་ཁ་མནན་ཞོར་དུ་མགོ་ལ་དཀྲི་དགོས། རྨ་རས་དཀྲི་སྐབས་ཡར་མར་དཀྲི་བ་དང་ཕན་ཚུན་གང་བདེར་བསྡོལ་ཏེ་མི་གྲོལ་བར་བྱེད་དགོས།

རྨས་མ་གན་རྐྱལ་བསྙོགས་ནས་མགོ་དང་ཕྲག་པ་ཅུང་མཐོ་བར་བྱེད་དགོས། སྐྱུར་སྐྱོབ་བྱེད་རིང་གལ་ཏེ་རྨས་མར་མགོ་ཡུ་འཁོར་བའམ་དྲན་པ་འཐོར་བའི་སྣང་ཚུལ་ཐོན་ན། སྐྱུར་

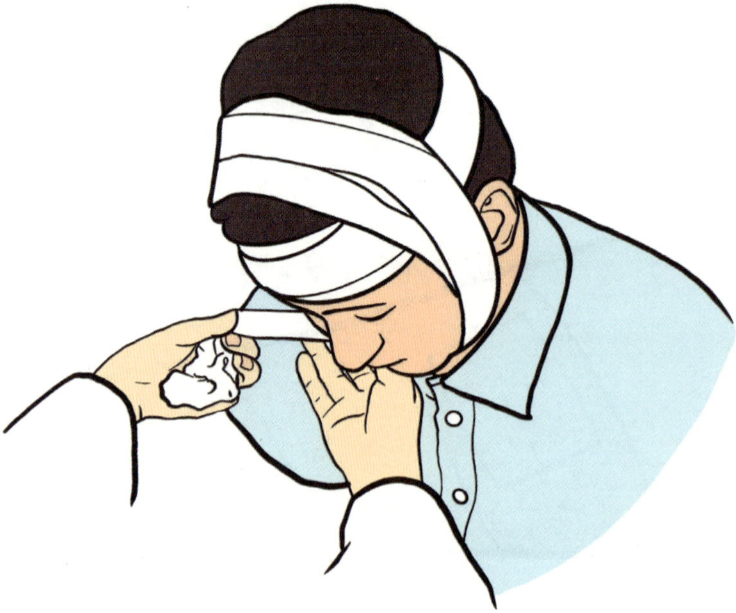

སྐྱོབ་མཁན་གྱིས་འཕྲལ་མར་མྱུར་སྐྱོབ་ཁ་པར་བརྒྱབ་སྟེ་སྨན་དོན་མི་སྣ་ཡོང་བར་བསྒུག་དགོས་པ་དང་། དེའི་རིང་མྱུར་སྐྱོབ་མཁན་གྱིས་རྨས་མའི་དབུགས་ཀྱི་འཕྲིན་རྟུབ་དང་ཁྲག་རྩ། ནད་རྟགས་སོགས་ཟིན་ཐོར་བཀོད་དེ་སྨན་དོན་མི་སྣས་ནད་པའི་རྨས་ཚད་ལ་བལྟས་ནས་ཡང་དག་པའི་མྱུར་སྐྱོབ་བྱེད་ཐབས་སྤྱོད་པར་སྟབས་བདེ་བསྐྲུན་དགོས།

གལ་ཏེ་མགོ་བོར་རྨས་སྐྱོན་ཕོག་རྗེས་རྣ་བུག་ནས་གཤེར་ཁུ་ཐོན་ཚེ། མྱུར་སྐྱོབ་མཁན་གྱིས་རས་གཙང་མ་ཞིག་གིས་རྨས་མའི་རྣ་བ་བཀབ་ནས། རྣ་བུག་གི་གཤེར་ཁུ་རང་བཞིན་གྱིས་སྐམ་དུ་འཇུག་དགོས་པ་མ་ཟད། རྨས་མ་གཞོགས་བསྒྲིགས་ནས་གཤེར་ཁུ་ཐོན་སའི་ཕྱོགས་དེ་འོག་ཏུ་གཏད་ནས་ཉལ་དུ་འཇུག་པ་ལས་དངོས་པོ་གཞན་གྱིས་རྣ་ཁུང་བཀག་ན་རྨས་སྐྱོན་ཚབས་ཆེ་རུ་འགྲོ་ཉེན་ཡོད།

གལ་ཏེ་མགོ་བོར་རྨས་སྐྱོན་ཕོག་ནས་བརྒྱལ་སོང་ན། མྱུར་སྐྱོབ་མཁན་གྱིས་རྨས་མ་མྱུར་དུ་སྨན་ཁང་དུ་སྐྱེལ་དགོས། རྨས་སྐྱོན་ཕོག་པའི་ཆུ་ཚོད་༢༤ནང་ངེས་པར་དུ་རྨས་མར་ནད་གཡོག་རྒྱག་དགོས་པ་མ་ཟད། ཆུ་ཚོད་ཁ་ཤས་ནང་རྨས་མར་དྲན་སྐྱུལ་ཐེངས་རེ་བྱས་ནས་རིག་པ་དྭངས་གསལ་གྱི་སྒོ་ནས་གནས་ཐུབ་པར་བྱེད་དགོས། གལ་ཏེ་རྨས་མ་ཚོར་ཤེས་ཉམས་ཟིན་པ་མ་ཟད། དབུགས་དང་འཕར་རྩ་ཡང་ཉམས་ཡོད་ན། མྱུར་སྐྱོབ་མཁན་གྱིས་འཕྲལ་མར་རྨས་མའི་གློ་སྙིང་སླར་གསོ་བྱེད་དགོས།

བཟང་ཁོག་དང་ལྟོ་བའི་རྨ་ཁ།

༡ བཟང་ཁོག་རྨས་སྐབས་ཀྱི་མྱུར་སྐྱོབ་བྱེད་ཐབས།

(༡) རྨས་མ་མར་བསྙལ་ཐོག །གལ་ཏེ་རྨས་མར་ད་དུང་དྲན་ཤེས་ཡོད་ན། རྨས་སྐྱོན་ཕོག་པའི་གཞོགས་ལ་ཕྱོགས་པར་སྐྱལ་ལྡུག་བཏང་ནས་དབུགས་འཕྲིན་རྟུབ་བདེ་པོ་ཡོང་བར་བྱེད་དགོས།

(༢) གལ་ཏེ་རྨས་མ་རྣམས་ལ་ཁྲག་དོན་པའི་གནས་ཚུལ་བྱུང་ན། མྱུར་སྐྱོབ་མཁན་གྱིས་

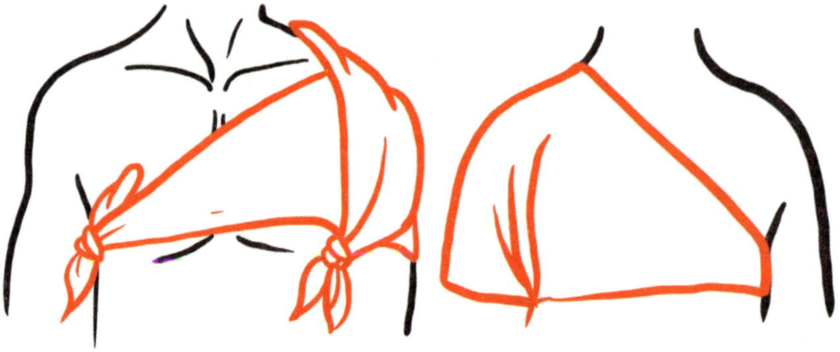

ཐོག་མར་རྨ་ཁ་མནན་ནས་དེ་གར་ཡོད་པའི་གྲོན་ཆས་ཡང་ཡང་ལྟེབ་རྩེག་བྱས་ཏེ་རྨ་ཁར་སྒྲུར་ནས་མནན་དགོས། གལ་ཏེ་ཆ་རྐྱེན་འཛོམས་ན་སྡོན་ལ་སེང་རས་ཀྱིས་རྨ་ཁ་འགེབས་པ་དང་། དེ་ནས་གྲོན་ཆས་ཀྱིས་རྨ་ཁ་འགེབས་དགོས།

(༣) རྨས་མའི་བྲང་ཁར་གྱི་སོགས་རྡོ་མཚོན་གྱི་རིགས་གཞན་ཟུག་ཡོད་ཚེ་རང་དགར་འཐེན་མི་རུང་། རྨས་མའི་ཁྲག་གཅོད་སྐབས་བྲང་ཁར་ཟུག་ཡོད་པའི་རྡོ་མཚོན་གྱི་རིགས་ལས་གཡོལ་ཏེ་གཅོད་ཐབས་བྱེད་དགོས།

(༤) རྨ་ཁར་རྨ་རས་དཀྲི་དགོས་ངེས་ཀྱི་སྐབས་སུ་ཕུ་ཐུང་རྨ་རས་ཀྱི་ཚབ་ཏུ་དཀྲི་ཆོག་པ་དང་། གལ་ཏེ་ཆ་རྐྱེན་འཛོམས་ན་ལག་རས་ཟུར་གསུམ་མ་དཀྲི་དགོས།

(༥) མྱུར་སྐྱོབ་བྱེད་རིང་རྨས་མ་རང་དགར་གནས་སྤོ་བྱེད་མི་རུང་། རྨས་མ་མྱུར་སྐྱོབ་ལྟེངས་འཁོར་ནང་སྤོ་སྐབས་ཕྲག་པར་ཁུར་བའམ་ཡང་ན་པང་དུ་འདེགས་མི་རུང་བར་འཕྲེད་དུ་བསྙལ་ནས་སྤོ་དགོས།

༢ ལྟོ་བར་རྨས་སྐྱོན་ཕོག་སྐབས་ཀྱི་མྱུར་སྐྱོབ་བྱེད་ཐབས།

(༡) དུས་ཐོག་ཏུ་ལྟ་རུབ་བྱེད་མཁན་རོགས་རམ་དུ་བོས་ཏེ་མྱུར་སྐྱོབ་ཁ་པར་རྒྱག་ཏུ་འཇུག་དགོས།

(༢) རྨས་མ་གན་རྐྱལ་དུ་ཉལ་དུ་བཅུག་ནས། རྐང་པ་གཉིས་བསྐུམས་ཏེ་ཕོག་སྨད་ཀྱི་གནོན་ཤུགས་ཇེ་ཡང་དུ་གཏོང་དགོས། དེ་ལྟར་བྱས་ན་ཁྲག་འགག་པར་ཕན་ཐོགས་ཡོད།

(༣) རྨ་ཁ་མནན་ནས་ཁྲག་འགོག་ཐབས་བྱེད་པ། གལ་ཏེ་ཆ་རྐྱེན་ཡོད་ན་སེང་རས་ཀྱིས་རྨ་ཁ་འགེབས་པ་དང་། དེ་རྗེས་གྲྭན་ཆས་ཀྱིས་རྨ་ཁ་མནན་ནས་ཁྲག་འགོག་དགོས། འོན་ཏེ་སྨན་སྦྱོད་སེང་རས་མེད་ན་སྐབས་འཕྲལ་རིང་གྱོན་ཆས་ཀྱིས་ཁྲག་འགོག་ཐབས་བྱས་ཀྱང་ཆོག །ཁྲག་འགོག་ཐབས་བྱེད་རིང་རྨ་ཁར་ཐུག་པའི་དངོས་རྫས་རང་དགར་ཕྱིར་འཐེན་མི་རུང་།

(༤) སྦྱར་སྦྱོབ་བྱེད་རིང་རྨས་མ་རང་དགར་འགྲུལ་སྐྱོད་བྱེད་དུ་འཇུག་མི་རུང་ལ། ནད་པར་ཆུ་དང་ལྟོ་ཆས་མི་སྟེར་བར་རྗེས་སོར་སྨན་བཅོས་བྱེད་པར་ཤུགས་རྐྱེན་མི་ཐེབས་པ་བྱེད་དགོས།

(༥) རྒྱུ་མ་ཕྱིར་ལུག་པའི་རྨས་མ་འཕྲད་སྐབས་གང་བྱུང་དུ་སླར་གསོ་བྱེད་མི་རུང་བར། ཕོར་པ་སོགས་ཀྱི་ནང་ཕྱིར་ལུག་པའི་རྒྱུ་མ་བླུགས་རྗེས། རྨ་རས་སམ་རས་ཆ་གཞན་དག་དཀྲིས་ཏེ་མྱུར་དུ་སྨན་ཁང་ལ་སྨན་བཅོས་བྱེད་པར་སྐྱེལ་དགོས།

ལེའུ་བཞི་པ།

རུས་ཆག་དང་ཕ་གནོད་ཀྱི་རྨས་སྐྱོན་སྨྱུར་སྐྱོབ།

རུས་ཆག

༡ ཁ་ཟུམ་རུས་ཆག་མྱུར་སྐྱོབ་བྱེད་ཐབས།

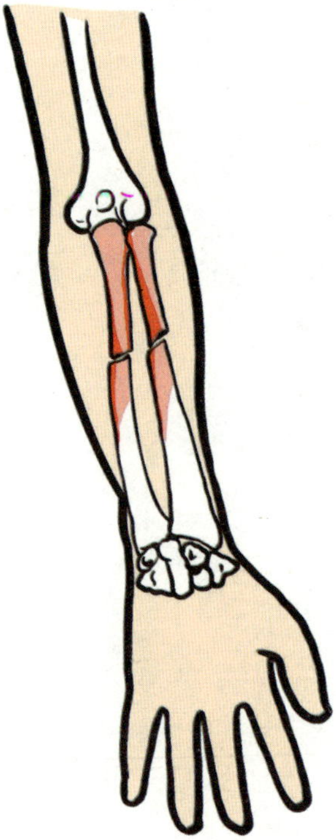

(༡) རྨས་མ་ལྷོད་ལ་འབབ་ཏུ་བཅུག་སྟེ་འགུལ་དུ་འཇུག་མི་རུང་། མྱུར་སྐྱོབ་མཁན་གྱིས་རྨས་མའི་རུས་པ་ཆག་སའི་རུས་ཚིགས་ནས་འདེགས་སྐྱོར་བྱེད་དགོས། གལ་ཏེ་མྱུར་སྐྱོབ་བྱེད་སྐབས་མཐའ་སྐོར་དུ་ལྷ་རུབ་རྒྱག་མཁན་ཡོད་ན། དེ་དག་དང་མཉམ་དུ་རྨས་མའི་རུས་པ་ཆག་ས་ནས་བརྟན་པོར་འཛུ་དགོས།

(༢) རྨས་མའི་རུས་པ་གས་ཆག་ཤོར་སའི་མཐའ་སྐོར་དུ་འཁྱིག་སོབ་ཀྱི་གདན་ནམ་གདན་གཞན་བཏིང་ནས་སྐབས་འཕྲལ་རྨས་མར་འདེགས་སྐྱོར་བྱེད་དགོས། ལག་པའི་རུས་པ་ཆག་པའི་རྨས་མ་རྣམས་ང་ཚོས་རླངས་འཁོར་ནང་སྨན་ཁང་དུ་བསྐྱལ་ཆོག་ཅིང་། རྐང་པ་དང་ལུས་གནས་གཞན་ལ་རུས་ཆག་ཤོར་བའི་རྨས་མ་ཡོད་ན་མྱུར་སྐྱོབ་ཁ་པར་བརྒྱབ་ནས་སྨན་དོན་མི་སྣར་སྨན་ཁང་ལ་སྐྱེལ་དུ་འཇུག་དགོས།

(༣) མྱུར་སྐྱོབ་མི་སྣ་བསྒུག་པའི་སྐབས་སུ་མྱུར་སྐྱོབ་མཁན་གྱིས་རྨས་མའི་རུས་པ་གས་ཆག་ཤོར་ས་དེ་རྨས་མེད་པའི་ལུས་ཀྱི་ཆ་ཤས་ཤིག་ཏུ་འདོགས་དགོས། དཔེར་ན། ལག་རུས་གས་ཆག་ཤོར་སྐབས་ལག་པ་སྙེ་ལ་བཏགས་ཆོག་པ་དང་། རྐང་རུས་ལ་གས་ཆག་ཤོར་དུས་ཐག་པ་ལེབ་མོ་ཞིག་གིས་རྨས་མེད་པའི་ཕྱོགས་སུ་སྦོམ་དགོས།

(༤) གལ་ཏེ་རྨས་མ་དྲན་པ་ཐོར་ན། མྱུར་སྐྱོབ་མཁན་གྱིས་རྨས་མའི་རྐང་པ་ཡར་འགྱོག་པ་དང་། (རྨས་སྐྱོན་ཐོག་པའི་རྐང་པ་འདེགས་མི་རུང་) དུས་ཐོག་ཏུ་མྱུར་སྐྱོབ་ཁ་པར་རྒྱག་དགོས་ཤིང་། དུས་མཚུངས་རྨས་མའི་གཟུགས་པོའི་གནས་ཚུལ་ཟིན་ཐོར་འགོད་དགོས།

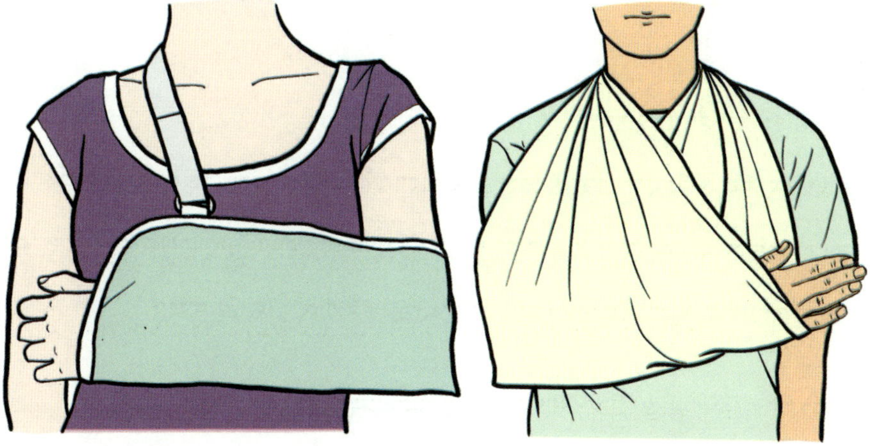

༢ རྒྱ་ཁ་ཅན་གྱི་རུས་ཆག་སྲུང་སྐྱོབ་བྱེད་ཐབས།

(༡) སེང་རས་གཙང་མ་ཞིག་གིས་རྨས་མའི་རུས་པ་ཆག་ཡུལ་འགེབས་དགོས་པ་མ་ཟད། རྨས་སྐྱོན་ཕོག་སའི་གནས་ཀྱི་མཐའ་སྐོར་དུ་མནན་ཏེ་ཁྲག་གཅོད་ཐབས་བྱེད་པ་ལས། རུས་པ་ཆག་པའི་སྟེང་དུ་རྩ་བ་ནས་གནོན་མི་རུང་།

(༢) རྒྱ་ཁའི་ཐོག་རྒྱ་སྨན་གཏོར་ནས་སེང་རས་ཀྱིས་བཀབ་རྗེས་རྒྱ་རས་དཀྲི་དགོས། རྒྱ་རས་དཀྲི་སྐབས་རྨས་མའི་ལུས་ཀྱི་ཆ་ཤས་གཞན་གྱི་ཁྲག་རྒྱུན་འཁོར་རྒྱུག་ལ་ཤུགས་རྐྱེན་མི་ཐེབས་པའི་ཆེད། རྒྱ་རས་དམ་དྲགས་མི་རུང་། རྨས་མའི་རུས་པ་ཆག་སའི་གནས་འདེགས་སྐྱོར་ཡག་པོ་བྱས་རྗེས། སྲུང་སྐྱོབ་མཁན་གྱིས་སྐར་མ་༡༠རེའི་ནང་ལུས་ཀྱི་ཆ་ཤས་གཞན་གྱི་ཁྲག་རྒྱུན་འཁོར་རྒྱུག་གི་གནས་ཚུལ་ལ་ལྟ་ཞིབ་བྱེད་དགོས། གལ་ཏེ་རྨས་མའི་ཁྲག་རྒྱུན་འཁོར་རྒྱུག་ལ་ཤུགས་རྐྱེན་ཐེབས་ཡོད་ན་སྐར་མ་ཁ་ཤས་རིང་རྒྱ་རས་འགྲོལ་དགོས།

(༣) སྲུང་སྐྱོབ་བྱེད་རིང་གལ་ཏེ་རྨས་མ་དྲན་པ་འཐོར་ཚེ། སྲུང་སྐྱོབ་མཁན་གྱིས་དྲན་པ་འཐོར་བའི་རྨས་མའི་སྲུང་སྐྱོབ་བྱེད་ཐབས་ལྟར་རྐང་པ་ཡར་འདེགས་དགོས། གལ་ཏེ་རྐང་རུས་ཆག་ཡོད་ན། རུས་ཆག་བྱུང་མེད་པའི་རྐང་པ་དེ་ཡར་འདེགས་དགོས་པ་མ་ཟད་ནད་རྟགས་ཐོ་འགོད་བྱས་ཐོག །འཕྲལ་མར་སྲུང་སྐྱོབ་ཁ་པར་བརྒྱབ་ནས་སྨན་ཁང་དུ་སྐྱེལ་དགོས།

ཆིགས་བྱང་བ།

༡ རྨས་མ་འགྲུལ་དུ་འཇུག་མི་རུང་།

རྨས་མར་རོགས་རམ་བྱས་ནས་རྨས་སྐྱོན་ཕོག་པའི་གནས་ནས་བསྐྱོར་ཏེ་ཆེས་འོས་འཚམ་གྱི་གནས་སུ་འཇོག་དགོས། དུས་མཇུག་ཏུ་སྨན་བཅོས་བྱེད་སྐབས་ཕྱིར་བཏང་ཐྲིད་སྨན་བཀོལ་སྤྱོད་པས་རོགས་སྐྱོབ་བྱེད་རིང་རྨས་མར་ཚུ་དང་ཟས་རིགས་སྟེར་མི་རུང་།

༢ རས་ཐྱིན་པས་རྨས་སྐྱོན་ཕོག་གནས་འགེབས་དགོས།

རྨས་སྐྱོན་ཚབས་ཆེ་ཆེར་མི་འགྲོ་བའི་ཆེད། བཙན་ཤེད་ཀྱིས་ཆོགས་བརྒྱུ་མི་རུང་།

༣ རྨ་རས་སམ་ཟུར་གསུམ་རས་ཆས་རྨ་ཁ་གཏན་འཇགས་བཟོ་དགོས།

གལ་ཏེ་དཔུང་ཆོགས་བུད་ཡོད་ན་ལག་པ་སྐེ་ལ་འདོགས་དགོས།

༤ འཕྲུལ་མར་སྲུང་སྐྱོབ་ཁ་པར་རྒྱུག་དགོས།

སྨན་དོན་མི་སྣ་བསྒུགས་པའི་སྐར་མ་༡༠རེའི་མཚམས་སུ་ལུས་ཀྱི་རྨ་རས་དཀྲིས་མེད་པའི་ཆ་ཤས་ཀྱི་ཁྲག་རྒྱུན་འཁོར་རྒྱུག་བྱེད་ཚུལ་ལ་ཞིབ་བཤེར་ཐེངས་རེ་བྱེད་དགོས་པ་དང་། དགོས་ངེས་ཀྱི་སྐབས་སུ་རྨ་རས་བཀྲོལ་ནས་ཡང་བསྐྱར་དཀྲི་དགོས།

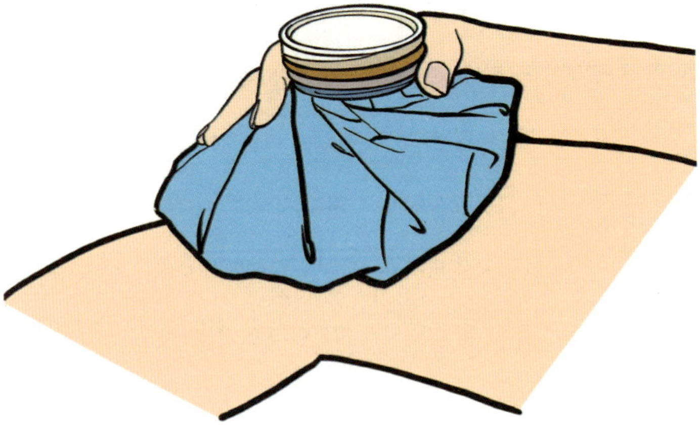

ཤ་གནད་འགྱུར་བ།

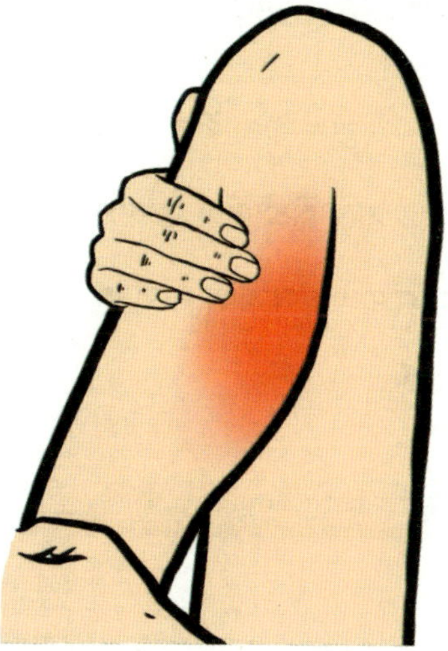

༡ འགུལ་སྐྱོད་དང་སྦྱོང་བརྡར་བྱེད་མཚམས་འཇོག་དགོས།

རྨས་མ་སར་འདུག་པའམ་གན་རྒྱལ་སློག་རོགས་བྱས་ཏེ་རྨས་སྐྱོན་ཐེངས་གཉིས་པ་ཕོག་པར་སྔོན་འགོག་བྱེད་དགོས། རྨས་མར་འདུག་སྟངས་བདེ་མོ་ཞིག་རྒྱུན་འཁྱོངས་བྱེད་དུ་འཇུག་དགོས་ཏེ། རབ་བྱུང་ན་རྨས་སྐྱོན་ཕོག་པའི་གནས་ནས་ཡར་སྐྱོར་དགོས།

༢ རྨས་སྐྱོན་ཕོག་སར་འཁྱགས་པ་སྦྱར་དགོས།

རྨས་སྐྱོན་ཕོག་པའི་གནས་སུ་འཁྱགས་ཁུག་གམ་གྲང་གདན་བཏིང་ནས་རྨས་མའི་ན་ཟུག་དང་སྐྲངས་ཚད། ཁྲག་འགག་པའི་སྣང་ཚུལ་སོགས་ཇེ་ཆུང་དུ་གཏོང་དགོས།

༣ རྨས་སྐྱོན་ཕོག་སར་རྨ་རས་དཀྲི་དགོས།

རས་ཆས་རྨས་སྐྱོན་ཕོག་ས་བཀབ་རྗེས། ནར་ཙུང་རྨ་རས་དཀྲིས་ནས་ནང་ཁྲག་བཞུར་ཚད་ཉུང་དུ་བཏང་སྟེ་གཤེར་ཁུ་འཕར་བར་སྔོན་འགོག་བྱེད་དགོས། རྨ་རས་དཀྲི་སྐབས་གལ་ཏེ་རྨས་མར་ན་ཟུག་བཏང་བ་དང་སྦྲིད་པ། ཡང་ན་སྐྱི་པགས་མདོག་འགྱུར་བ་སོགས་བྱུང་ན། རྨ་རས་བསྐྱར་དུ་དཀྲིས་ནས་རྨས་སྐྱོན་ཕོག་པའི་མཐའ་སྐོར་གྱི་ཁྲག་རྒྱུན་འཁོར་རྒྱུག་ལ་དོ་སྣང་བྱེད་དགོས།

༤ རྨས་སྐྱོན་ཕོག་སར་ཚ་དུགས་རྒྱག་མི་རུང་།

ཤ་གནད་འགྱུར་རྗེས་ཆུ་ཚོད་༢༤ནང་རྨས་སྐྱོན་ཕོག་སར་ཚ་དུགས་རྒྱག་མི་རུང་ལ། འཕྱུར་མཉེད་དང་མནན་པ་སོགས་བྱས་ན་ནང་ཁྲག་ཤོར་བའམ་སྐྲངས་པའི་སྣང་ཚུལ་ཇེ་

སྡུག་ཏུ་འགྲོ་སྲིད།

༥ རྨས་སྐྱོན་ཕོག་ས་ནས་འདེགས་དགོས།

རྨས་སྐྱོན་ཕོག་ས་མཐོ་ཙམ་བཀྱགས་ཏེ་རྨས་མའི་མི་བདེ་བའི་ཚོར་བ་ཇེ་ཆུང་དུ་གཏོང་བ་དང་། རྨས་སྐྱོན་ཕོག་ས་སྐྲངས་པའམ་ནང་ཁྲག་རྫོལ་བའི་གནས་ཚུལ་ཇེ་ཆུང་དུ་གཏོང་དགོས།

ཆེགས་སྨུར་ཡོག་པ།

༡ སྔོན་ལ་གྲང་སངས་བཏང་། དེ་རྗེས་ཚ་དུགས་རྒྱག་དགོས།

གྲང་སངས་གཏོང་བ་དང་ཚ་དུགས་རྒྱག་པ་གཉིས་ཀ་དངོས་ལུགས་ཀྱི་གསོ་ཐབས་ཡིན་ཞིང་། གྲང་སངས་བཏང་ན་ཁྲག་འགག་པར་ཕན་ཞིང་། ཚ་དུགས་བརྒྱབ་ན་ཁྲག་རྒྱུག་པར་ཕན། དེར་བརྟེན་ཆིགས་སྨུར་ཡོག་སྐྱེ་ཁྲག་རྩ་གས་ནས་མུ་མཐུད་ཁྲག་མི་ཤོར་བའི་ཆེད་སྔོན་ལ་གྲང་སངས་བཏང་ནས་ཁྲག་འགོག་ཐབས་བྱེད་པ་དང་ཁྲག་འགགས་རྗེས་ད་གཟོད་ཚ་དུགས་རྒྱག་དགོས། སྤྱིའི་ཆ་ནས་ཆིགས་སྨུར་ཡོག་སྐྱེ་ཆུ་ཚོད་༢༤སོང་རྗེས་ཁྲག་དོན་མཚམས་ཆད་སྲིད།

༢ འགུལ་སྐྱོད་འོས་འཚམ་བྱེད་པ།

རྨས་མ་ཆིགས་སྨུར་ཡོག་ནས་དྲག་སྐྱེད་མ་བྱུང་གོང་། སྦྱར་སྦྱོང་མཁན་གྱིས་རྨས་སྐྱོན་ཕོག་ས་ནས་མཐོ་ཙམ་བཀྱགས་ཏེ་འཛོག་དགོས་ལ། རྨས་མ་འགུལ་སྐྱོད་བྱེད་དུ་འཇུག་མི་རུང་། ན་ཚ་ཅུང་ཡང་དུ་ཕྱིན་རྗེས་རྨས་མ་སོ་སོ་འགུལ་སྐྱོད་བྱེད་དུ་འཇུག་དགོས་མོད། འོན་ཀྱང་ཟུག་གཟེར་རྒྱག་པའི་འགུལ་སྐྱོད་

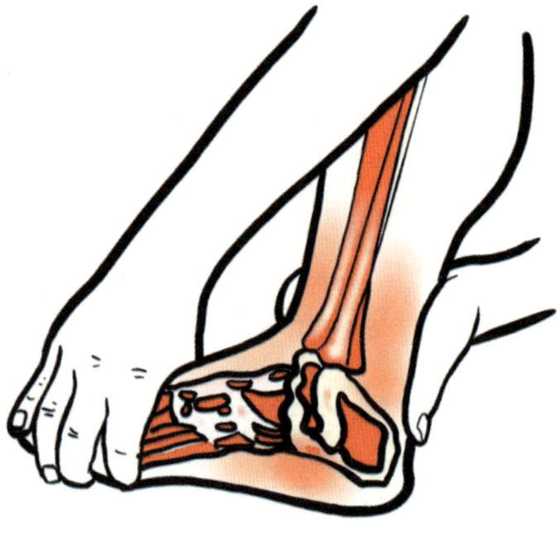

བྱེད་དུ་འཇུག་མི་རུང་། ཧང་པར་སྐྲངས་པའི་ཚོར་བ་དང་ན་ཟུག་ཟླ་བ་ནས་མེད་པར་གྱུར་རྗེས། ད་གཟོད་རྐས་མ་སར་བབས་ནས་འགྲུལ་སྐྱོད་བྱས་ཆོག

༣ འོས་འཚམ་གྱིས་འཕྲུར་མཉེད་གཏོང་བ།

རྐས་མ་ཚིགས་སྦྱར་ལོག་ནས་སྐྲངས་ཁ་མ་གཞོམ་གོང་། སྐྲངས་ཁར་ན་ཟུག་བཟོད་བསྲན་ཐུབ་པའི་བར་སྐར་མ་༢ནས་༥བར་འཕྲུར་མཉེད་ཐེངས་༥གཏོང་དགོས། ཁྲག་འགགས་རྗེས། སྨྱུར་སྐྱོབ་མཁན་གྱིས་གཙོ་བོ་འཕྲུར་མཉེད་གཏོང་དགོས།

༤ སྨན་ཡང་དག་པར་སྤྱོད་དགོས།

རྐས་མའི་ཧང་པའི་ནང་ཁྲག་རྫོལ་བ་མཚམས་མ་ཆད་གོང་། དོ་སྣང་བྱེད་དགོས་པ་ཞིག་ལ་ཁྲག་གསོ་བའི་སྨན་གཏོང་མི་རུང་། འོན་ཏེ་ན་ཟུག་འཇགས་སྨན་འོས་འཚམ་ཞིག་རྨ་ཁར་གཏོར་ཆོག

ལེའུ་ལྔ་པ།

སྒོ་ཐར་རྡོན་རྩེན་ཁྲོད་ཀྱི་སྦྱར་སྦྱོབ།

གློག་འཁྲུད་པ།

༡ གློག་ཁུངས་ལས་བྲལ་བ།

གློག་འཁྲུད་པ་སྲུང་སྐྱོབ་བྱེད་སྐབས་ཐོག་མར་གློག་འཁྲུད་མཁན་གློག་ཁུངས་དང་ཁ་བྲལ་དུ་འཇུག་དགོས། རྒྱུ་མཚན་ནི་གློག་རྒྱུན་གྱི་ནུས་པ་ཇི་ཙམ་རིང་ན་གློག་འཁྲུད་མཁན་ལ་གནོད་སྐྱོན་དེ་ཙམ་གྱིས་ཆེ་བ་ཡོད། གློག་ཁུངས་གཅོད་སྐབས་ཐོག་མར་གློག་ཁུངས་ཀྱི་གློག་སྒོ་འཕྲལ་མར་རྒྱག་དགོས་པ་དང་། གློག་ཁུངས་ཀྱི་བསྐར་སྡེ་བགོག་རྗེས། རྒྱུག་པ་སྐམ་པོ་དང་སྤྱིས་འཁྱིག་སོགས་གློག་འཁྲུད་མི་ཐུབ་པའི་དངོས་པོ་སྤྱད་དེ་གློག་འཁྲུད་མཁན་གྱི་གློག་ཁུངས་གཅོད་དགོས།

གལ་ཏེ་གློག་འཁྲུད་མཁན་སྟེར་བཞིན་གློག་ཆས་སྟེང་ཡོད་ན་འཕྲལ་མར་ཕོ་ཁེབས་དང་སྲིང་བལ་གོན་གོས་ཀྱིས་གློག་འཁྲུད་མཁན་ཐུད་རྒྱག་བརྒྱབ་སྟེ་གློག་དང་ཁ་འཕྲལ་དགོས། ངེས་དགོས་པ་ཞིག་ལ། གློག་ཁུངས་མ་བཅད་གོང་ཐད་ཀར་གློག་འཁྲུད་མཁན་ལ་རེག་མི་རུང་། དེ་ལྟར་བྱས་ན་སྲུང་སྐྱོབ་མཁན་ལའང་གློག་འཁྲུད་པའི་ཉེན་ཁ་ཡོད། གཞན་ཡང་གལ་ཏེ་མཐོ་གློག་འཁྲུད་ཡོད་ན། འཕྲལ་མར་ས་གནས་དེ་གའི་གློག་ཤུགས་ཅུས་ལ་མཐོ་གློག་ཁུལ་གྱི་གློག་ཁུངས་གཅོད་རྒྱུའི་རེ་བ་ཞུ་དགོས་ཤིང་། བདེ་འཇགས་རེད་ཅེས་མ་བཤད་གོང་གློག་འཁྲུད་མཁན་ལ་གཏན་ནས་རེག་མི་རུང་།

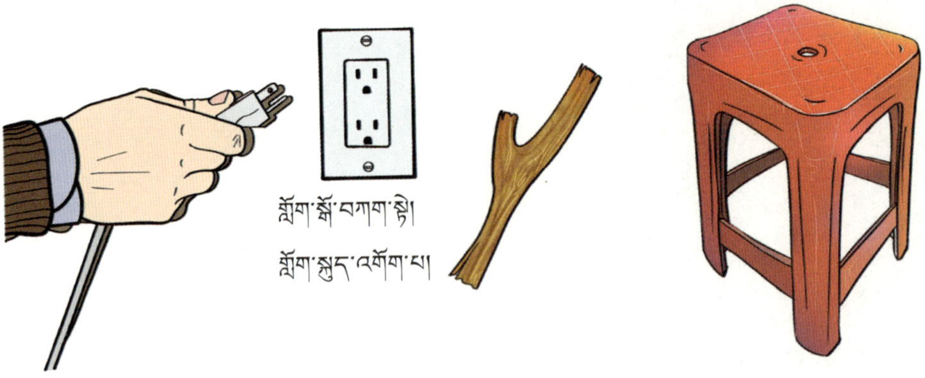

༢ སློག་འཁྱུད་མཁན་ལ་ལྟ་ཞིབ་བྱེད་པ།

སློག་འཁྱུད་མཁན་སློག་ཁུངས་དང་ཁ་བྲལ་རྗེས། གལ་ཏེ་རིག་པ་གསལ་ཞིང་དབུགས་འབྱིན་རྔུབ་དང་སྙིང་གི་འཕར་རྒྱུན་ཡོད་ན། སྙིང་ཁམས་ཉམས་པའམ་དྲན་པ་མི་འཐོར་བའི་ཆེད། ཡར་ལངས་པའམ་འགུལ་སྐྱོད་བྱེད་དུ་འཇུག་མི་རུང་བར། གནས་དེར་གན་རྐྱལ་དུ་བསྙལ་ནས་གནས་ཚུལ་ལ་ལྟ་ཞིབ་བྱེད་དགོས་ཤིང་། འཚིག་རྨས་ཐེབས་པའི་རྨ་ཁར་རྨ་རས་འོས་འཚམ་ཞིག་དཀྲི་དགོས། མཐོ་སློག་འཁྱུད་མཁན་ལ་མྱུར་སྐྱོབ་བྱེད་སྐབས་ཡང་བསྐྱར་སར་འགྲེལ་ནས་བརྣབས་ཆག་མ་ཤོར་བ་བྱེད་དགོས།

༣ སྲོ་སྙིང་སླར་གསོ།

གལ་ཏེ་སློག་འཁྱུད་མཁན་གྱི་སྙིང་གི་གཡུག་མཚམས་ཆད་ཡོད་ནའང་དབུགས་ཀྱི་རྒྱུ་བ་ཡོད་ན། མྱུར་སྐྱོབ་མཁན་གྱིས་འཕྲལ་དུ་བྲང་ཁོག་ནས་གནོན་དགོས། གལ་ཏེ་དབུགས་ཀྱི་རྒྱུ་བ་དང་སྙིང་གཡུག་མཚམས་གཉིས་ཀ་ཆད་ཡོད་ན། སློག་འཁྱུད་མཁན་ལ་སྲོ་སྙིང་སླར་གསོའི་བྱེད་ཐབས་སྤྱོད་དགོས། མྱུར་སྐྱོབ་བྱེད་རིང་མྱུར་སྐྱོབ་མཁན་གྱིས་སྐར་མ་ཁ་ཤས་ཀྱི་བར་དུ་དབུགས་ཀྱི་རྒྱུ་བར་ཞིབ་བཤེར་ཐེངས་རེ་བྱས་ཏེ། སྨན་དོན་མི་སྣ་མ་སླེབས་བར་མྱུར་སྐྱོབ་མཁན་གྱིས་སློག་འཁྱུད་མཁན་མུ་མཐུད་སྐྱོབ་དགོས།

ཆར་ལྷུང་བ།

༡ ཁ་བུག་དང་སྣ་བུག་གཙང་སེལ་བྱེད་དགོས་པ།

ཆར་ལྷུང་མཁན་གྱི་མགོ་བོ་ཐུར་དུ་དཔྱངས་ནས་ཁ་སྣ་གཙང་སེལ་བྱས་རྗེས། མྱུར་དུ་ལག་མཐིལ་གྱིས་བརྡུང་མར་ཆར་ལྷུང་མཁན་གྱི་རྒྱབ་ལ་བརྡེགས་ཏེ་དབུགས་འབྱིན་རྔུབ་བདེ་བླག་ཡོང་བ་བྱེད་དགོས།

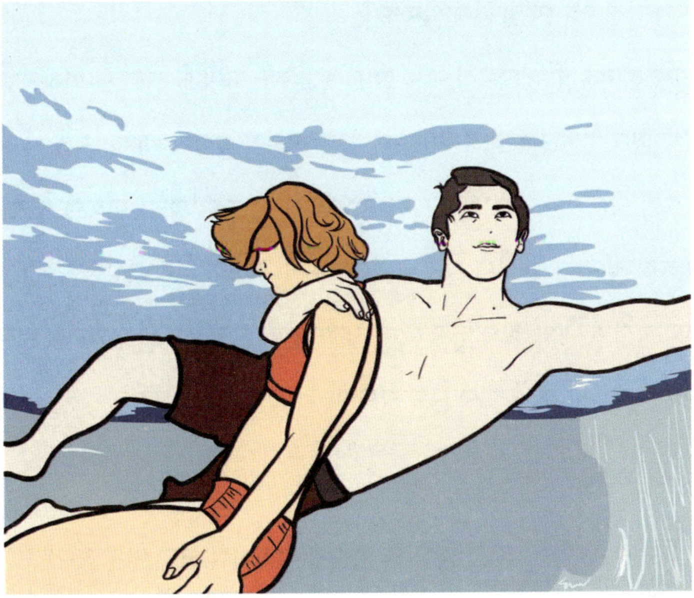

༢ ཁོག་ཆུ་ཕྱིར་འབུད་པ།

ཆུར་ལྷུང་མཁན་སྐྱུར་སྐྱོབ་མཁན་གྱི་དཔྱི་མགོའི་ཐོག་ཁ་སྦུབ་བསྒོགས་ནས་བཞག་སྟེ། རྒྱབ་ལ་བརྡེགས་ནས་དབུགས་ལམ་ནང་འཛུལ་བའི་ཆུ་ཕྱིར་འབུད་དགོས་པའམ་ཡང་ན་ཆུར་ལྷུང་མཁན་གྱི་རྐང་པ་གཉིས་སྐྱུར་སྐྱོབ་མཁན་གྱི་ཕྲག་པར་བཀལ་ནས་མགོ་བོ་ཐུར་དུ་དཔྱངས་ཏེ། ས་དེ་གར་ཕར་ཚུར་འགུལ་སྐྱོད་བྱས་ཏེ་དབུགས་ལམ་ནང་ཞུགས་པའི་ཆུ་ཕྱིར་འབུད་དགོས།

༣ གློ་སྙིང་སླར་གསོ།

གལ་ཏེ་ཆུར་ལྷུང་བའི་མིའི་དབུགས་འཐེན་རྒྱབ་དང་སྙིང་འཕར་མཚམས་ཆད་ཡོད་ན། སྐྱུར་སྐྱོབ་མཁན་གྱིས་སྐྱུར་དུ་ཆུར་ལྷུང་མཁན་གྱི་གློ་སྙིང་སླར་གསོ་བྱེད་དགོས། ཆུར་ལྷུང་མཁན་གྱི་སྣ་དང་དབུགས་ལམ་དུ་གསོག་པའི་ཆུ་གང་མགྱོགས་གཙང་སེལ་བྱས་ན། གློ་སྙིང་སླར་གསོ་བྱེད་པར་དུས་ཚོད་མང་པོ་ཞིག་བསྟེན་ལེན་ཐུབ་ལ་ཆུར་ལྷུང་མཁན་གྱི་གསོན་ཚད་ཀྱང་འཕར་ཐུབ།

༤ སྨན་ཁང་དུ་སྐྱེལ་དགོས།

ཐོག་མའི་མྱུར་སྐྱོབ་བྱས་པ་བརྒྱུད། གལ་ཏེ་ཚུར་ལྷུང་མཁན་གྱི་དབུགས་འབྱིན་རྔུབ་དང་སྙིང་འཕར་ཚད་རིམ་བཞིན་སླར་གསོ་བྱུང་ན། ཆུ་དྲོན་མོ་ཞིག་འཕྲུང་དུ་བཙུག་ནས་སྨན་ཁང་དུ་བསྐྱལ་ཆོག །གལ་ཏེ་མྱུར་སྐྱོབ་བྱས་པ་བརྒྱུད། ཚུར་ལྷུང་མཁན་སྲོག་ཉེན་ལས་ཐར་མེད་ན་གང་མགྱོགས་སྨན་ཁང་དུ་སྐྱེལ་དགོས།

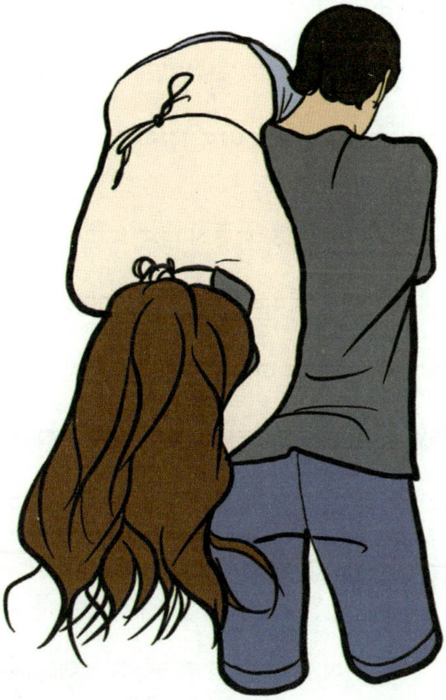

མེ་དང་ཆུ་ཁོལ་གྱིས་འཚིག་པའི་རྨས་སྐྱོན།

༡ ཆུ་བཤོ་བ།

མེ་དང་ཆུ་ཁོལ་གྱིས་འཚིག་ནས་རྨས་སྐྱོན་ཕོག་སྐབས། ཐོག་མར་འཚིག་ས་ནས་ཁ་བྲལ་དུ་འཇུག་དགོས་པ་དང་། དེ་ནས་མྱུར་དུ་རྒྱུག་ཆུ་གྲང་མོ་རྩ་ཁའི་ཐོག་སྐར་མ་༡༠ནས་༢༠བར་བཤོ་དགོས། བཤོ་བའི་དུས་ཚོད་ཇི་ཙམ་གྱིས་ སྲ་ན། རྨས་སྐྱོན་ཕོག་སའི་དྲོད་ཚད་དེ་ཙམ་གྱིས་ཇེ་དམའ་རུ་གཏོང་སླ་བ་མ་ཟད། འཚིག་རྨས་ཀྱིས་བཟོས་པའི་གནོད་འཚེ་ཡང་ཆུང་དུ་གཏོང་ཐུབ།

༢ གྱོན་ཆས་ཕུད་པ།

གཙང་འབྲུད་བྱས་ནས་རྨས་མའི་ལུས་དྲོད་དམའ་རུ་སོང་བ་དང་ག་ལེར་རྨས་མའི་གྱོན་ཆས་ཕུད་དགོས། རྨ་ཁར་མི་ཐུག་པའི་ཆེད་དུ་དགོས་པ་བྱུང་ཚེ་ཏེམ་ཙེས་གྱོན་ཆས་དྲས་ཆོག། གལ་ཏེ་གྱོན་ཆས་རྨ་ཁར་འབྱར་ཡོད་ན་བཙན་ཤེད་ཀྱིས་ཕུད་ཚེ་རྨ་གསར་པ་བཟོ་ཉེན་ཡོད་པས་གཟབ་དགོས།

༣ ཆུ་སྦྲོང་བ།

གལ་ཏེ་རྨས་མར་ཟུག་གཟེར་དྲག་པོ་ཡོད་ན། ཆུ་གྲང་མོའི་ནང་དུ་སྐར་མ་༡༠ནས་༣༠བར་སྦྲངས་ན་ཟུག་གཟེར་ཡང་དུ་གཏོང་ཐུབ།

༤ རྨ་ཁར་སྨན་བཅོས་བྱེད་དགོས།

སྲིང་བལ་རིགས་ཀྱི་རས་ཆ་གཙང་མའམ་དུག་སེལ་བྱས་པའི་སེང་རས་རྨ་ཁར་གཡོགས་དགོས་པ་མ་ཟད། གཏན་འཇགས་ཡོང་བ་བྱེད་དགོས། གལ་ཏེ་རྨས་མའི་ངོ་གདོང་ལ་འཚོག་རྨས་བྱུང་ཡོད་ན་སྟར་གྱི་འདུག་སྟངས་སམ་ལུས་ཕྱེད་ཙམ་གན་རྐྱལ་ལོག་ཏུ་བཙུག་སྟེ། གཙང་ཞིང་འབུ་ཕྲ་མེད་པའི་སེང་རས་སྤྱད་ནས་ཁ་དང་སྣ། མིག །རྣ་བ་སོགས་ཀྱི་གནས་སུ་ཁུང་བུ་བརྟོལ་ཏེ་རྨས་མའི་གདོང་ལ་འགེབས་དགོས།

༥ ཚབས་ཆེ་ཆུང་ལ་གཞིགས་ནས་སྨན་ཁང་དུ་སྐྱེལ་དགོས།

འཚོག་རྨས་ཚབས་ཆུང་ན་སྤྱིར་བཏང་དུ་སྐྱི་པགས་དམར་པོར་འགྱུར་སྲིད་ཀྱང་ཆུ་བུར་ཐོན་མི་སྲིད། ཉིན་གསུམ་ནས་ལྔ་ཙམ་གྱི་རིང་ལ་སེང་དྲག་ཡོང་ཐུབ་པས་རང་ཁྱིམ་དུ་བསྡད་

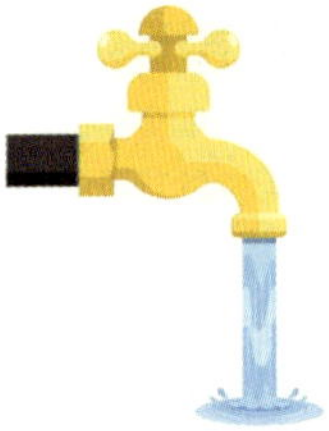

བཤོ་བ།

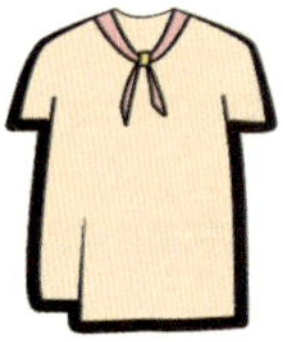

ཕུད་པ།

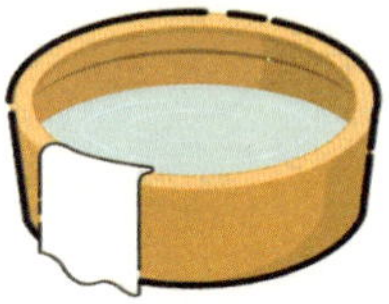

སྦྲོང་བ།

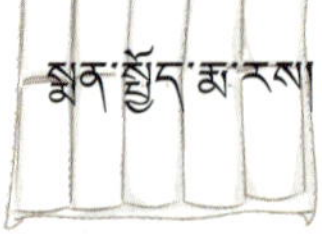

འགེབས་པ།

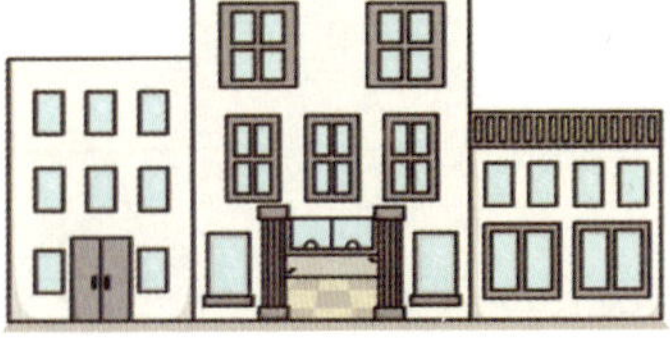

སྐྱེལ་བ།

ནས་ཐག་གཅོད་བྱས་ཆོག །རྒྱས་ཚབས་ཆེ་བའི་རྨ་ཁ་གྲུང་སངས་བཏང་ཡང་སྣར་བཞིན་བཟོད་དཀའ་བའི་ཟུག་གཟེར་ལང་བ་མ་ཟད་ཆུ་བུར་ཡང་ཐོན་སྲིད། དེར་བརྟེན་འཚིག་རྨས་ཚབས་ཆེན་ཕོར་བའི་རིགས་འཕྲལ་མར་སེང་རས་དང་རས་གཙང་མས་འགེབས་དགོས་པ་དང་། རྨ་ཁའི་ཆུ་བུར་མ་བརྡོལ་གོང་སྔར་དུ་སྨན་ཁང་ལ་སྐྱེལ་དགོས།

ལེའུ་དྲུག་པ།

མ་འཁྲིད་པ་དང་དུག་ཡོག་སྐབས་ཀྱི་སྲུང་སྐྱོབ།

ཟིན་རྟ་ལ་མ་འཁྲིད་པ།

༡ མ་འཁྲིད་པའི་གནས་ཚུལ་ལ་བརྟག་དགོས།

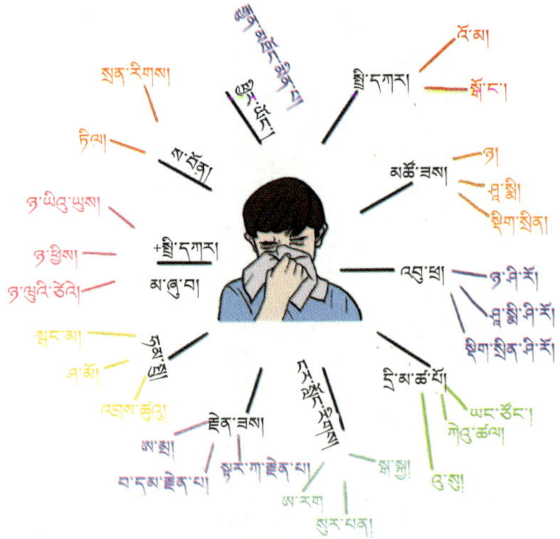

མ་འཁྲིད་པའི་རང་བཞིན་གྱི་སྣ་འི་གཉན་ཚད་དང་། ཟ་འབྲུམ་ནད་ཐོག་པའམ་དབུགས་ལམ་གཉན་ཚད་སོགས་ཀྱི་ནད་ཐོག་པའི་ནད་པར་གལ་ཏེ་མ་འཁྲིད་པའི་ཚོར་སྣང་བྱུང་ན། སྤྱིར་བཏང་གི་ནད་རྟགས་ནི་ལུས་ཡོངས་མི་བདེ་བ་དང་། ལྟེ་དང་རྐང་ལག་སྦྲིད་པ། ལུས་ཡོངས་ལ་ཟ་འཕྲུག་ལངས་པ། པགས་པ་དམར་པོ་ཆགས་པ། རྨ་ཆགས་པ། ཚབས་ཆེ་རིགས་ལ་ད་དུང་མགོ་ཡུ་འཁོར་བ་དང་། དངངས་པ། དབུགས་འཚངས་པ། དབུགས་འཕྱིན་རྟུབ་དཀའ་བ། ཐ་ན་དྲན་པ་འཐོར་བ་དང་དབུགས་རྒྱུན་ཆད་པ་སོགས་ཀྱི་ནད་རྟགས་ཀྱང་ཐོན་སྲིད།

༢ གནས་ཚུལ་ལ་གཞིགས་ནས་སྨན་བཅོས་བྱེད་དགོས།

ནད་པའི་ན་བའི་ལོ་རྒྱུས་དང་མ་འཁྲིད་པའི་སྣང་ཚུལ་མི་འདྲ་བའི་དབང་གིས་སྨུར་སྦྱོང་མཁན་གྱིས་སྨུར་སྦྱོང་བྱེད་སྐབས་བབ་བསྟུན་གྱིས་སྨན་བཅོས་བྱེད་དགོས། པགས་པ་དམར་པོ་ཆགས་པ་དང་རྨ་ཆགས་པ་སོགས་ནད་རྟགས་ཡང་བའི་ནད་པར་དམིགས་ནས་སྨུར་སྦྱོང་མཁན་གྱིས་སྨུར་དུ་སྨན་ཁང་ལ་སྐྱེལ་དགོས། མགོ་ཡུ་འཁོར་བ་དང་དབུགས་འཚངས་པ་སོགས་ནད་རྟགས་ཚབས་ཆེ་བར་དམིགས་ནས་སར་གན་རྒྱལ་དུ་བསྐྱལ་དགོས་པ་མ་ཟད། དེའི་གོས་ཀྱི་ཐེ་ཐུང་དང་གོང་བའི་ཁ་འབྱེད་དགོས། ནད་པ་དབུགས་འཕྱིན་རྟུབ་དཀའ་བའི་སྐབས་སུ། སྨུར་སྦྱོང་མཁན་གྱིས་ནད་པའི་ལུས་སྟོད་ཡར་འདེགས་དགོས་པ་མ་ཟད། ནད་པའི་ཨོག་མ་

ཡར་བཀུག་ནས་དབུགས་འཇིན་རྒྱབ་བདེ་བླག་ཡོང་བ་བྱེད་པ་དང་། དངོས་པོ་གཞན་གྱིས་དབུགས་ལམ་འགག་པར་སྔོན་འགོག་བྱེད་དགོས།

༣ སྨན་ཁང་ལ་མྱུར་སྐྱོབ་བྱེད་རོགས་ཞུ་དགོས།

གལ་ཏེ་ནད་པར་མགོ་ཡུ་འཁོར་བ་དང་། དངངས་པ། དབུགས་འཚངས་པ། དབུགས་འཇིན་རྒྱབ་དཀའ་བ། བརྒྱལ་བ་སོགས་ཀྱི་ནད་རྟགས་ཚབས་ཆེན་བྱུང་ན། ལམ་སེང་མྱུར་སྐྱོབ་བྱེད་དགོས་པ་མ་ཟད་འཕྲལ་མར་མྱུར་སྐྱོབ་ཁ་པར་བརྒྱབ་ནས་དུས་ཐུབ་ནང་སྨན་བཅོས་ཐུབ་པའི་འགན་ལེན་བྱེད་དགོས།

༤ ལུས་ལ་ཁྱེར་བའི་སྨན་རྫས་ལ་བརྟེན་དགོས།

མྱུར་སྐྱོབ་བྱེད་རིང་གལ་ཏེ་ནད་པའི་དྲན་པ་གསལ་པོ་ཡོད་ན། མྱུར་སྐྱོབ་མཁན་གྱིས་ནད་པའི་ལག་ན་ཡོད་པའི་སྨན་རྫས་ཕོར་མེན་དང་། (扑尔敏、西替利嗪)ཞི་ཐི་ལི་ཆིན་སོགས་རྒྱུན་སྤྱོད་སྨན་རྫས་སྟེར་ཆོག །གལ་ཏེ་ནད་པར་དབུགས་སུབ་ཐེབས་པ་དང་དྲན་པ་འཐོར་བའི་གནས་ཚུལ་བྱུང་ན། མྱུར་སྐྱོབ་མཁན་གྱིས་ནད་པའི་ལུས་སྟེང་ནས་མཁལ་མའི་གཤེར་རྫིན་སྨན་ཁབ་(肾上腺素)སོགས་སྨན་རྫས་རྙེད་ན་དུས་ཐོག་ཏུ་སྨན་ཁབ་རྒྱག་དགོས། མཁལ་མའི་གཤེར་རྫིན་སྨན་ཁབ་རྒྱག་ཐབས་ནི་རྒྱུན་གཏན་ལྟར་རྐང་པར་རྒྱག་དགོས་ཤིང་། དེ་ནས་སྐར་ཆ་༡༠ཡན་འཕུར་མཉེད་བཏང་ནས་ནད་པའི་ལུས་པོས་སྨན་རྫས་བསྡུ་ལེན་གང་ལེགས་བྱེད་དུ་འཇུག་དགོས།

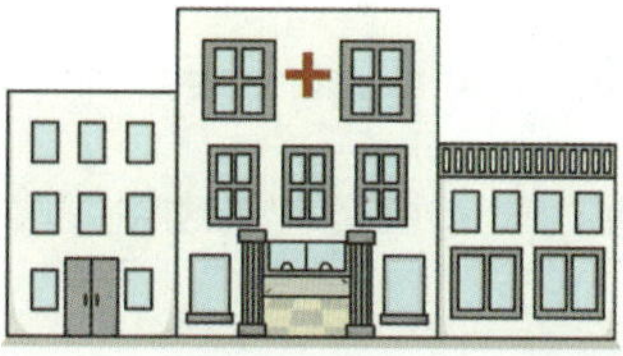

ནད་བབ་ཡང་ན་ལམ་སེང་སྨན་ཁང་དུ་སྐྱེལ་དགོས།

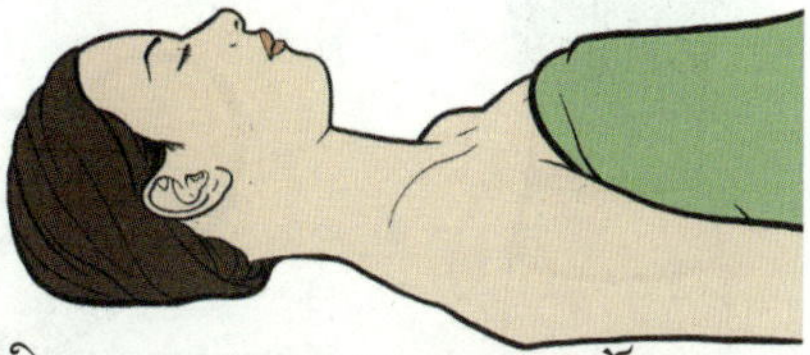

ནད་བབ་ལྷི་ན། སར་གན་རྒྱལ་དུ་བསྙལ་དགོས་པ་མ་ཟད། ཕྱི་ཐུང་དང་གོང་བའི་ཁ་འབྱེད་དགོས།

༥ གློ་སྙིང་སླར་གསོ།

གལ་ཏེ་ནད་པའི་དྲན་ཤེས་ཉམས་པ་དང་། སྐྱིའི་འཕར་རྩ་ཉམས་པ། དབུགས་ཀྱི་རྒྱུ་བ་ཆད་པ་སོགས་ཀྱི་ནད་རྟགས་བྱུང་ན། མྱུར་སྐྱོབ་མཁན་གྱིས་ནད་པར་གློ་སྙིང་སླར་གསོ་བྱེད་དགོས།

ཟས་དུག་ཕོག་པ།

༡ སྐྱུག་མེར་སློང་ཐབས།

ཟས་དུག་ཕོག་མཁན་ལ་ཆེས་མགྱོགས་པའི་མྱུར་སྐྱོབ་བྱེད་ཐབས་ནི་ནད་པས་བཟས་ཚར་བ་དག་མགྱོགས་མྱུར་ཕྱིར་སྐྱུག་ཏུ་བཅུག་ནས་ཕོ་བའི་ནང་གི་དུག་ལྡན་ཟས་རིགས་གཙང་སེལ་བྱེད་དུ་འཇུག་རྒྱུ་དེ་རེད། གལ་ཏེ་བཟས་ནས་དུས་ཚོད་རིང་པོ་སོང་མེད་ན། སྐྱུར་མེར་སློང་ཐབས་ལ་བརྟེན་ནས་སྐྱུག་ཏུ་བཅུག་ཆོག །དེ་ལ་ཚྭ་ཆུ་སྟེར་ནས་སྐྱུག་མེར་སློང་ཐབས་དང་། སྒ་སྨུག་གི་ཁུ་བ་སྟེར་ནས་སྐྱུག་མེར་སློང་ཐབས། མིད་པར་མཛུབ་མོ་སོགས་བཅུས་ནས་སྐྱུག་ཐབས་བྱེད་པ་སོགས་ཚུད་ཡོད།

(༡) ཚྭ་ཆུ་སྟེར་ནས་སྐྱུག་མེར་སློང་ཐབས། ཚྭ་ཆུ་ལ་སྐྱུག་བསྐུལ་བའི་ནུས་པ་ཡོད་པ་དང་། ཟས་དུག་ཕོག་མཁན་ལ་ཚྭ་ཁ་ཙམ་སྟེར་ཆོག །གལ་ཏེ་ཐེངས་གཅིག་ལ་སྐྱུག་མ་ཐུབ་ན་ཐེངས་ཁ་ཤས་སྟེར་ཆོག་ལ། གང་ཐུབ་ཅི་ཐུབ་ཀྱིས་གཙང་མ་སྐྱུག་ཐུབ་པ་བྱེད་དགོས།

(༢) སྒ་སྨུག་གི་ཁུ་བ་སྟེར་ནས་སྐྱུག་མེར་སློང་ཐབས། ཟས་དུག་ཕོག་མཁན་གྱི་ཁྱིམ་དུ་

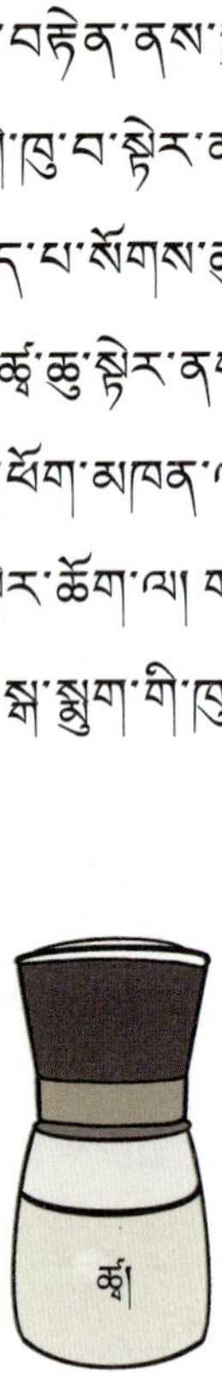

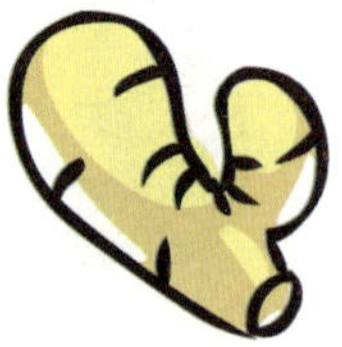

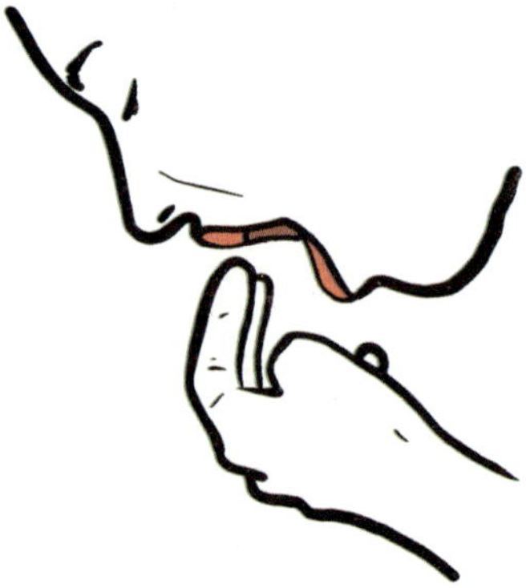

གལ་ཏེ་སྣ་སྨུག་རློན་པ་ཡོད་ན་འཕྲལ་མར་དེའི་ཁུ་བ་བཏོན་ནས་ཆུ་ཁོལ་དང་མཉམ་དུ་སྟེར་དགོས། སྣ་སྨུག་གི་ཁུ་བར་དུག་སེལ་དང་ཕོ་བའི་ནུས་པ་སླར་གསོའི་ནུས་པ་ཡོད་ལ། སྐྱུག་སེར་སློང་བའི་ནུས་པའང་ཡོད།

(༣) མིད་པར་མཛུབ་མོ་སོགས་བཀྱུས་ནས་སྐྱུག་ཏུ་འཇུག་ཐབས། གལ་ཏེ་ཟས་དུག་ཐོག་མཁན་གྱིས་ཚྭ་དང་སྣ་སྨུག་གི་ཁུ་བ་བཙལ་ནས་མ་རྙེད་ན། ཐུར་མ་མིད་པའི་ནང་བཀྱུས་ནས་སྐྱུག་སེར་བསློང་ཆོག །གལ་ཏེ་ཐུར་མ་མེད་ན། ཐད་ཀར་མཛུབ་མོ་བཀྱུས་ནས་རང་གི་མིད་པ་མནན་ན་སྐྱུག་ཐུབ།

༢ བཤལ་ཐབས།

གལ་ཏེ་ཟས་དུག་ཐོག་མཁན་གྱིས་ཟས་རིགས་བཟས་ནས་དུས་ཚོད་ཅུང་རིང་ཙམ་འགོར་ཡོད་ཀྱང་གདོང་གཤིས་ཅུང་ལེགས་ན། བཤལ་སྨན་འཐུང་བའི་བྱེད་ཐབས་སྤྱད་ཆོག །རྒྱུན་སྤྱོད་ཀྱི་བཤལ་སྨན་དེ་སྨན་པའི་སྨན་ཐོ་ལྟར་ཉོ་ཐུབ་པ་དང་། གལ་ཏེ་ཟས་དུག་ཐོག་མཁན་རྒན་རྒོན་ཡིན་ན། སྨན་པར་གཟུགས་པོའི་གནས་ཚུལ་གསལ་བཤད་བྱེད་དགོས། དེ་ལྟར་མ་བྱས་ན་སྨན་ཤུགས་ཆེ་དྲགས་ནས་ལུས་པོའི་གནས་གཞན་ལ་མི་བདེ་བའི་སྣང་ཚུལ་ཐོན་སྲིད།

༣ དུག་སེལ་ཐབས།

གལ་ཏེ་བཟའ་བཅའི་ངོ་བོ་འགྱུར་བའི་ཉ་ཤ་སྐྱི་དང་ཕྱིག་སྲིན་སོགས་བཟས་ནས་ཟས་དུག་ཐོག་ཆེ། ༧： ༢ཀྱི་བསྡུར་ཚད་ལྟར་ཚུའུ་དང་ཆུ་བསྲེས་ཏེ་འཐུང་ཆོག་ལ། སྨན་པའི་ངག་ལྟར་དུག་སེལ་སྨན་གཞན་དག་ཀྱང་འཐུང་ཆོག །གལ་ཏེ་ངོ་བོ་འགྱུར་བའི་བཏུང་བྱ་འམ་ཡང་ན་ཏུལ་འགོག་སྨན་བཟས་པ་ཡིན་ན་འོ་མ་སོས་པའམ་སྤྲི་དཀར་རྫས་ལྡན་པའི་བཏུང་བྱ་གཞན་དག་ཀྱང་འཐུང་ཆོག །

སོལ་རླངས་ཀྱི་དུག་ཕོག་པ།

༡ སྒོར་དུ་སྒོ་དང་སྐར་ཁུང་ཕྱེ་དགོས།

དུག་ཕོག་མཁན་རླུང་འགྲོ་ཡག་ས་དང་མཁའ་དབུགས་གསར་པ་ཡིན་སར་གནས་སྤོ་དགོས་པ་མ་ཟད། དོད་སྲུང་ལ་ཡིད་འཇོག་བྱེད་དགོས། དུས་མཚུངས་སོལ་རླངས་ཕྱིར་ཤོར་བའི་རྒྱུ་རྐྱེན་ལ་ཞིབ་བཤེར་བྱས་ཏེ་དུག་ཕོག་པའི་རྐྱེན་ངན་མེད་པ་བཟོ་དགོས།

༢ དབུགས་འཇིན་ཧུབ་བདེ་བླག་ཡོང་བ་བྱེད་དགོས།

དུག་ཕོག་མཁན་གྱི་གྱོན་པའི་སྒྲོག་གུ་བཀྲོལ་ནས་དབུགས་ཧུབ་གཏོང་བདེ་བླག་ཡོང་བ་བྱེད་དགོས། གལ་ཏེ་དུག་ཕོག་མཁན་གྱིས་ཆུ་འཕྱུང་ཐུབ་ན། ཆུ་དྲོན་མོ་ཞིག་འཕྱུང་དུ་བཅུག་ཆོག ། འོན་ཏེ་དུག་ཕོག་མཁན་གྱི་དབུགས་འཇིན་ཧུབ་དང་སྙིང་འཕར་མཚམས་ཆད་ཡོད་ན་སྒྱུར་དུ་གློ་སྙིང་སྐྱར་གསོ་བྱེད་དགོས།

༣ སྨན་ཁང་ལ་སྐྱེལ་དགོས།

སྨན་བཅོས་བྱེད་སྐབས་དུག་ཕོག་མཁན་ལ་མགྱོགས་མྱུར་མཐོ་གནོན་གསོ་རླུང་ཁང་གི་གསོ་བཅོས་དང་ལེན་བྱེད་དུ་འཇུག་པ་དང་། ནད་ཕོག་རྒྱུག་ཚད་ཇེ་དམའ་རུ་གཏོང་བར་བརྩོན་ལེན་བྱེད་དགོས། སོལ་རླངས་ཀྱི་དུག་ཕོག་ཚབས་ཆེ་བ་ཕུད། གཞན་ཕོག་ཚབས་ཆུང་བ་དང་འབྲིང་བ་ཡང་མཐོ་གནོན་གསོ་རླུང་ཁང་ནང་སྨན་བཅོས་བྱེད་དགོས།

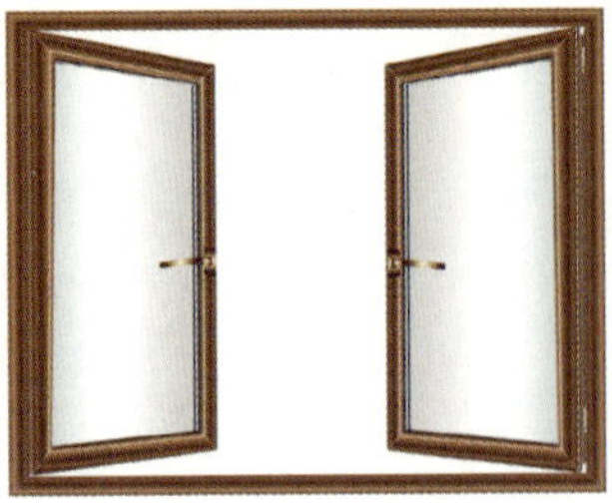

༤ འགྲུལ་སྐྱོད་འོས་འཚམ་བྱེད་དགོས།

སོལ་རླངས་ཀྱི་དུག་ཐོག་མཁན་ལ་སྨན་བཅོས་བྱས་རྗེས་ཉིན་ལྟར་ཞོགས་པ་མཁའ་དབུགས་སོས་པ་ཡིན་སར་བྲང་བསྐྱེད་ཀྱི་ལུས་རྩལ་རྩེ་རྒྱུ་རྒྱུན་འཁྱོངས་བྱས་ཏེ་ལུས་པོ་མྱུར་དུ་བདེ་ཐང་དང་རྗེས་སུ་ནད་རྐྱེན་ངན་པ་ཡོང་བར་སྔོན་འགོག་བྱེད་དགོས། སྤྱིར་བཏང་དུ་དུག་ཐོག་ཚབས་ཆུང་བ་དང་འབྲིང་བས་བསྐྱུད་མར་ཉིན་༧ནས་༡༤བར་ཞོགས་སྦྱོང་བྱ་དགོས་པ་དང་། དུག་ཐོག་ཚབས་ཆེ་བས་བསྐྱུད་མར་ཟླ་༢ནས་༦བར་ཞོགས་སྦྱོང་བྱེད་དགོས།

ལེའུ་བདུན་པ།

ཁྲི་དང་འབྲུ་སྲིན་སོགས་ཀྱིས་སོ་བརྒྱབ་པ་སྤུར་སྐྱོབ་བྱེད་ཐབས།

ཞི་མི་དང་ཁྲིས་སོ་བརྒྱབ་པ་སྲུང་སྐྱོབ་བྱེད་ཐབས།

༡ རྨ་ཁ་ཤུགས་ཀྱིས་བཙིར་གནོན་བྱེད་པ།

དུག་རྒྱུ་ཡོད་པའི་ཁྲག་བཙོག་ཕྱིར་འདོན་གང་ཐུབ་བྱེད་དགོས་ཤིང་། ངེས་དགོས་པ་ཞིག་ལ་རྨ་ཁའི་ནང་གི་ཁྲག་བཙོག་གཏན་ནས་འཛིབ་མི་རུང་།

༢ འཕྲལ་དུ་རྨ་ཁ་འཁྲུ་བ།

རྨ་ཁ་འཁྲུ་སྐབས་རབ་བྱུང་ན་བརྒྱ་ཆ་༢༠ཡི་འདག་ཁུའམ་ཡང་ན་བརྒྱ་ཆ་༣ཀྱི་དབྱང་གཉིས་ཆུ་བཀོལ་ན་ལེགས། གལ་ཏེ་འདག་རྫས་དང་དབྱང་གཉིས་ཆུ་མེད་ན། ཆུ་གཙང་མའམ་ཚྭ་ཆུས་ཚབ་བྱས་ཏེ་ཉུང་མཐར་ཡང་སྐར་མ་༡༥འཁྲུ་དགོས།

༣ གང་མགྱོགས་སྨན་བཅོས་བྱེད་དགོས།

ཞི་མི་དང་ཁྲིས་སོ་བརྒྱབ་རྗེས་སྨན་བཅོས་ཇི་ཙམ་སྔ་བ་བྱས་ན་དེ་ཙམ་གྱིས་བཟང་བ་ཡོད། རབ་བྱུང་ན་ཆུ་ཚོད་༢ཀྱི་ནང་ཚུན་དུ་སྨན་བཅོས་བྱས་ཚར་བ་དགོས། གལ་ཏེ་ཉིན་༡ནས་༣བར་འགྱངས་ཀྱང་རྨ་ཁ་སྣང་མེད་དུ་འཛོག་མི་རུང་། རྨ་ཁ་བསྐམས་ཡོད་ཀྱང་རྨ་སྐོགས་བླངས་ནས་གཙང་མ་འཁྲུ་དགོས་ཤིང་། བཀྲུས་ཚར་རྗེས་ཏེན་ཅིའུ་འམ་ཨ་རག་ཉིང་ཁུས་རྨ་

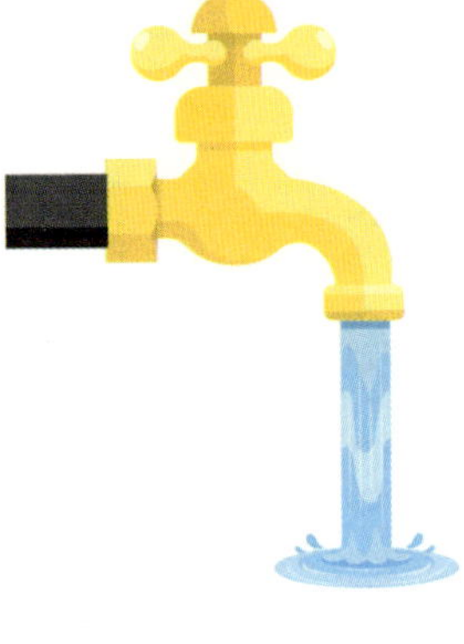

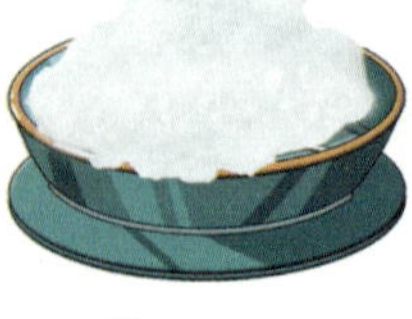

བརྒྱ་ཆ་༢༠ཡི་འདག་ཁུ།

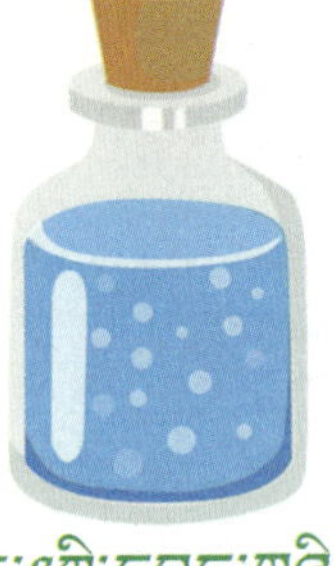

བརྒྱ་ཆ་༣ཀྱི་དབྱང་གཉིས་ཆུ།

ཁར་དུག་སེལ་བྱེད་དགོས། འོན་ཀྱང་ངེས་དགོས་པ་ཞིག་ལ་རྨ་རས་དཀྲི་མི་རུང་། རྒྱུ་མཚན་ནི་ཁྲི་སྦྲོན་ནད་དུག་ནི་གསོ་རླུང་ལ་སྐྲག་པའི་ནད་དུག་ཅིག་ཡིན་པས། རྨ་རས་དཀྲིས་ན་རྨ་ཁར་གསོ་རླུང་མ་འདང་བའི་རྐྱེན་གྱིས་ཁྲི་སྦྲོན་ནད་དུག་གི་ནད་འབུ་སྐྱེད་སྲིང་བྱེད་སྲིད།

༤ སྨན་ཁང་དུ་སྐྱེལ་དགོས།

ཉེ་སའི་སྨན་ཁང་བཞག་ནས་ལམ་ཐག་རིང་བའི་སྨན་ཁང་ཆེ་གྲས་སུ་བསྐྱོད་ན་ནད་གཞིར་འཕྲུས་ཤོར་འགྲོ་སྲིད་པས་དེ་འདྲ་གཏན་ནས་བྱེད་མི་རུང་། ཁྲི་དང་ཞི་མིས་སོ་བརྒྱབ་རྗེས་རབ་བྱུང་ན་ཆུ་ཚོད་༢༤ཡི་ནང་ཁྲི་སྦྲོན་ནད་དུག་གི་ནད་འགོག་སྨན་ཁབ་རྒྱག་དགོས།

པད་པས་སོ་བརྒྱབ་པ་སྐྱར་སྐྱོབ་བྱེད་ཐབས།

༡ ཚོའུ་དང་ཨ་རག་ཉིང་ཁུའམ་ཡང་ན་ཚྭ་ཆུས་སྲིང་བལ་རློན་པ་བཟོས་ཏེ། པད་པའི་མགོ་ལ་འཇོག་དགོས།

པད་པ་ནི་རུས་མེད་སྲོག་ཆགས་ཤིག་ཡིན་པས་ཚྭ་ལ་ཚོར་བ་ཧ་ཅང་རྣོ། ཡང་ན་ཚྭ་ཆུ་པད་པའི་མགོ་ལ་བླུགས་ན་པད་པར་ཟུག་རྔུ་སྐྱེད་དུ་འཇུག་ཐུབ། གར་ཚད་མཐོ་བའི་ཚྭ་ཆུ་པད་པར་གཏོར་ན། ཚྭ་ཆུའི་རྐྱེན་གྱིས་པད་པའི་ལུས་པོ་འཁུམས་ནས་ལུས་ཀྱི་གཤེར་ཁུ་ཕྱིར་དོན་ཏེ་ཤི་སྲིད།

༢ ཕྱི་ནས་ཟུག་གཟེར་སློང་ཐབས།

ལག་པས་རྗེབ་པའམ་ཁབ་གཙག་རྒྱག་པ། ཡང་ན་དུད་དྲེག་གིས་པད་པའི་མགོ་ལ་ཟུག་གཟེར་བསླངས་ནས་པད་པ་རང་ཤུགས་ཀྱིས་སར་ལྷུང་དུ་འཇུག་དགོས་ཤིང་། གལ་ཏེ་ཆ་རྐྱེན་འཛོམས་ན། ཚ་བ་སྟོན་པའམ་ཡང་ན་ཡི་ཁྲུན་(乙醇)བྱུགས་པའི་ཐབས་ལ་བརྟེན་ནས་པད་པ་རང་ཤུགས་ཀྱིས་སར་ལྷུང་དུ་འཇུག་དགོས།

༣ སྨན་རྫས་ཀྱིས་ཟུག་གཟེར་སློང་བ།

གལ་ཏེ་པད་པ་སྣ་བུག་གམ་གསང་ལམ་དུ་འཛུལ་ཚེ། སྣ་བུག་གམ་གསང་ལམ་དུ་ཉ་མཁྲིས་དང་། ཏིལ་སྣུམ་མམ་སྤྲང་རྩི་བྱུགས་ཚོག་པ་དང་། པད་པ་ཕྱིར་ཐོན་ན་ལུས་ཐོག་ནས་དོར་དགོས། ད་དུང་བརྒྱ་ཆ་༢ཀྱི་ཚྭ་སྐྱུར་ཕུའུ་ལུའུ་ཁ་ཡིན་གཤེར་ཁུའི་ཐོག་བརྒྱ་ཆ་༠.༡གི་མཁལ་མའི་གཤེར་ཆེན་བསྣན་ནས་སྲིང་བལ་སྣོན་པ་བཟོས་རྗེས། སྲིང་བལ་སྣ་ཁུང་ནང་བཙུག་ན། སྐར་མ་ཁ་ཤས་སོང་རྗེས་པད་པ་འགུལ་སྐྱོད་ཀྱི་ནུས་པ་ཤོར་ནས་རང་འགུལ་གྱིས་ལུས་དང་ཁ་བྲལ་ངེས།

༤ རྨ་ཁ་གསོ་ཐབས།

པད་པས་སོ་བཏབ་སྐྱེ་རྨ་ཁ་ནས་ཁྲག་དོན་ན། མཚེ་ལྗུམ་གྱི་(麻黄素)གཤེར་ཁུ་བརྒྱ་ཆ་༢ཀྱིས་སྲིང་བལ་སྣོན་པ་བཟོས་རྗེས་དེས་རྨ་ཁ་མནན་ནས་ཁྲག་བཀག་དགོས་ཤིང་། དེ་ནས་ཚྭ་ཆུས་རྨ་ཁ་བཀྲུས་རྗེས་འབུ་ཕྲ་མེད་པའི་སིང་རས་རྨ་ཁར་དཀྲིས་ནས། གང་མགྱོགས་དུག་འགོག་སྨན་ཁབ་བརྒྱབ་སྐྱེ་གཉན་ཁ་མ་རྒྱས་པ་བྱེད་དགོས།

༥ ནད་རྟགས་ལ་གཞིགས་ནས་སྨན་ཁང་དུ་སྐྱེལ་དགོས།

གལ་ཏེ་རྣམ་སྨིན་ཚབས་ཆུང་ན་མྱུར་སྐྱོབ་བྱེད་ཐབས་ལ་བརྟེན་ནས་ཐག་གཅོད་བྱས་ཆོག །གལ་ཏེ་རྣམ་སྨིན་ཧ་ཅང་ཚབས་ཆེ་ན། རྣམས་མ་མྱུར་དུ་སྨན་ཁང་དུ་བསྐྱལ་ནས་ཆེད་ལས་ཀྱི་སྨན་བཅོས་དང་ལེན་བྱེད་དུ་འཇུག་དགོས།

སོ་བརྒྱབ་པའི་རིགས་གཞན་གྱི་མྱུར་སྐྱོབ་བྱེད་ཐབས།

༡ སྦྲང་མས་སོ་བརྒྱབ་པ་མྱུར་སྐྱོབ་བྱེད་ཐབས།

སྦྲང་མས་ཕྱིར་བཏང་དུ་རང་འགུལ་དང་མིར་ཚུར་རྒོལ་བྱེད་མི་སྲིད་ཅིང་། ཁོ་ཚོར་བཙན་གནོད་ཐེབས་པའི་ངོས་འཛིན་བྱུང་སྐབས་གཞི་ནས་འགོག་སྲུང་གི་ཆེད་དུ་མིར་སོ་རྒྱག་གི་ཡོད། གལ་ཏེ་སྦྲང་མས་དུག་ཚེར་སྐྱི་ལྤགས་ལ་བཙུགས་ཚེ། ཐོག་མར་དུག་ཚེར་འགོག་དགོས།

དེ་ནས་འདག་ཁྲུ་དང་ཚྭ་ཆུ། བརྒྱ་ཆ་༥ནས་བརྒྱ་ཆ་༡༠བར་གྱི་ཐན་སོན་ཆེན་ནྲ་ཆུའམ་བརྒྱ་ཆ་༢ཡི་ཨན་ཆུས་རྨ་ཁ་འཁྲུ་དགོས། གལ་ཏེ་རྨ་ཁ་ཇེ་ཆེར་སོང་ན། ཕུ་ཨེར་མེན་(扑尔敏)དང་ཞི་ཐི་ལི་ཆེན་(西替利嚷)སོགས་ཀྱི་སྨན་འཐུང་ཆོག །རྣམ་སྐྱོན་ཚབས་ཆེ་ན། དབུགས་འབྱིན་རྟབ་དཀའ་བ་སོགས་ཀྱི་ནད་རྟགས་འབྱུང་སྲིད་པས་འཕྲལ་མར་ཉེ་འཁྲིས་ཀྱི་སྨན་ཁང་དུ་ཕྱིན་ནས་མྱུར་སྐྱོབ་བྱེད་དགོས།

༢ སྡིག་རྭས་སོ་བརྒྱབ་པ་མྱུར་སྐྱོབ་བྱེད་ཐབས།

སྡིག་རྭས་སོ་རྒྱག་སྐབས་རྔ་མའི་སྙིང་གི་དུག་སོ་མིའི་སྐྱི་ལྤགས་ལ་བཙུགས་ནས་དུག་ཁུ་མིའི་ལུས་ལ་སིམ་དུ་འཇུག་གི་ཡོད། སྡིག་རྭ་བཙུགས་ཚེ་དེ་འཕྲལ་པགས་པའི་ནང་དུ་ལུས་པའི་དུག་ཆེར་འགོག་དགོས་པ་དང་། ཆབས་ཅིག་མྱུར་དུ་རྨ་ཁ་ཁ་ཕྱེ་ནས་དུག་རྒྱུ་གཙང་སེལ་བྱེད་དགོས། ཡང་ན་མེ་བུམ་མམ་འོ་མ་འཇིབ་ཆས་བཀོལ་ནས་དུག་གཤེར་འཐེན་ཆོག་ལ། ཆ་རྐྱེན་མི་འཛོམས་པའི་དུས་སུ་ཁ་ཡིས་དུག་གཤེར་འཇིབ་ཆོག །དུག་རྒྱུ་གཙང་སེལ་བྱས་རྗེས་ཀའོ་མེང་སོན་ཙའི་གཤེར་ཁུས་རྨ་ཁ་འཁྲུ་བ་དང་། རྨ་ཁར་སྨན་རྫས་བྱུག་དགོས། ཚབས་ཆེ་ན་མྱུར་དུ་སྨན་ཁང་ལ་བསྐྱོད་ནས་སྨན་བཅོས་བྱེད་དགོས།

༣ སྦྲང་མས་སོ་བརྒྱབ་པ་མྱུར་སྐྱོབ་བྱེད་ཐབས།

སྦྲང་མས་སོ་བརྒྱབ་རྗེས། འཕྲལ་དུ་རྨ་ཁར་བརྟག་དཔྱད་བྱས་ཏེ་དུག་ཁུ་ཕྱིར་འབུད་ཞོར་ཚུའུ་བྱུག་དགོས། གལ་ཏེ་དུག་ཆེར་ལྷག་ཡོད་ན་དུས་ཐོག་ཏུ་ཁབ་དང་འཇམ་ཙེ་སོགས་ཀྱིས་ལྷག་འཕྲོ་ལེན་དགོས་པ་ལས་པགས་པའི་ནང་ལུས་ན་མཇུག་འབྲས་ཚབས་ཆེན་བཟོ་སྲིད། བྱ་ཐབས་ལེགས་ཤོས་ནི་དུས་ཐོག་ཏུ་རང་ཉིད་ཀྱི་ནད་གཞིའི་གནས་ཚུལ་ལ་གཞིགས་ནས་ཆེད་མཁས་པར་གླེ་འདྲི་བྱེད་དགོས། གལ་ཏེ་ནད་པར་དབུགས་འབྱིན་རྟབ་དཀའ་བ་དང་དབུགས་རྟབ་པའི་སྣྲ་སྦོམ་པ་སོགས་ཀྱི་འབྲེལ་ཡོད་ནད་རྟགས་བྱུང་ན་དུས་ཐོག་ཏུ་སྨན་ཁང་ལ་བསྐྱོད་ནས་སྨན་བཅོས་བྱེད་དགོས། དེ་ཡང་རྨ་ཁ་སེང་རས་ཀྱིས་དམ་པོར་བསྡམས་ནས་སྐར་མ་༡༥རེར་ལྷུག་ཏུ་ཐེངས་གཅིག་བཏང་རྗེས་དུས་ཐོག་ཏུ་སྨན་ཁང་ལ་སྨན་བཅོས་བྱེད་པར་བསྐྱོད་དགོས།

༤ སྡོམ་གྱིས་སོ་བཏབ་པ་མྱུར་སྐྱོབ་བྱེད་ཐབས།

སྡོམ་གྱི་དུག་ཁུ་ནི་དབང་རྩར་གནོད་པའི་དུག་ཁུ་ཡིན་པས་འགུལ་སྐྱོད་དབང་རྩ་སྦྲིད་སྲིད། སྡོམ་གྱིས་སོ་བཏབ་ན་གང་མགྱོགས་རང་ཉིད་སྐྱོབ་ཐབས་བྱེད་དགོས། ངེས་དགོས་པ་ཞིག་ལ་བྲེལ་འཚུབ་དང་རྒྱུག་མི་རུང་། དེས་དུག་རྒྱུ་ལུས་པོར་མཆེད་ཚད་ཇེ་མགྱོགས་སུ་གཏོང་སྲིད། སོ་བཏབ་རྗེས་མྱུར་དུ་ཐག་པའམ་ཡང་ན་རས་ཀྱིས་རྨ་ཁའི་གོང་ཙམ་ནས་བསྡམས་ཏེ་དུག་རྒྱུ་མཆེད་མི་ཐུབ་པ་བྱེད་དགོས། དེ་ནས་མྱུར་དུ་ཆུ་གཙང་མ་བཀོལ་ནས་རྨ་ཁ་བཀྲུས་ཐོག །གྲི་ཆུང་གིས་རྨ་ཁ་ཕྲེ་ནས་ལྷུ་མཐུད་ཆུ་གཙང་མས་འཁྲུ་དགོས། མཇུག་མཐར་མྱུར་དུ་སྨན་ཁང་ལ་བསྐྱོད་ནས་སྨན་བཅོས་བྱེད་དགོས།

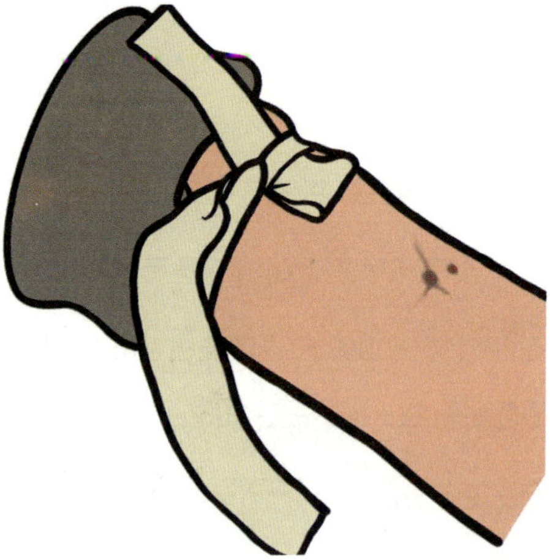

༥ དུག་སྦྲང་གིས་སོ་བཏབ་པ་མྱུར་སྐྱོབ་བྱེད་ཐབས།

དབྱར་ཁ་དྲོད་ཚད་ཇེ་མཐོར་འགྲོ་བ་དང་བསྟུན་ནས་དུག་སྦྲང་ཡང་ཇེ་མང་ནས་ཇེ་མང་དུ་འགྲོ་བཞིན་ཡོད། དུག་སྦྲང་གིས་སོ་བཏབ་རྗེས། ཙ་ཆུས་འཁྲུ་བའམ་འཁྱུགས་པ་སྦྱར་བ་སོགས་བྱས་ན་ཟ་འཕྲུག་ལངས་པ་འཇགས་ཐུབ། དེ་ནས་འབུ་སྨན་རྩིང་ཡིའུ་ཅིང་(风油精)སོགས་ཟ་འཕྲུག་འགོག་སྨན་བྱུག་དགོས། གལ་ཏེ་སྐྲངས་པ་དང་དམར་པོར་གྱུར་པའི་སྣང་ཚུལ་བྱུང་ན། སྐྱེ་ལྡགས་གཉན་ཚད་ཀྱི་སྨན་དང་སྐྱེ་ལྡགས་གསོ་བའི་སྨན་རྫས་བྱུག་ཆོག་མོད། འོན་ཏེ་དོ་སྣང་བྱེད་དགོས་པ་ཞིག་ལ་སྨན་དེ་རིགས་ཡུན་རིང་བེད་སྤྱོད་གཏོང་མི་རུང་ངོ་།།

སྦྱར་སྦྱོང་ཤེས་བྱ་ཁྱབ་གདལ་ལག་དེབ།

གཙོ་སྒྲིག་པ། ཅིང་ཚུའི་ཧེང་།

རྩོམ་སྒྲིག་འགན་འཁུར་བ། ཚེ་དཔག ཀྲོའོ་པའོ་ཞིས།

ཡིག་སྒྱུར། སྐལ་བཟང་ལྷུན་གྲུབ།

དེབ་གཞིའི་མཛེས་འཆོས་པ། ལྷ་མོ།

དཔེ་སྐྲུན། བོད་ལྗོངས་བོད་ཡིག་དཔེ་རྙིང་དཔེ་སྐྲུན་ཁང་། སྤྲག་ཨང་། 850000
པར་གཞི་ཀྲུ་སྒྲོད་ལ་རྟུང་རེག་གཏོང་། 0891-6930339

པར་འདེབས་ཚན་པ། སེན་ཏོ་གྲོང་ཁྱེར་ཐེང་རྡེ་པར་འདེབས་ཚད་ཡོད་ཀུང་སི།

བརྒྱུད་འཚོང་། རྒྱལ་ཡོངས་ཤིན་ཧྭ་དཔེ་ཚོང་ཁང་།

དེབ་ཚད། 710mm×1 000mm 1/16

པར་ཤོག 8

པར་གྲངས། 01—3, 000

ཡིག་གྲངས། ཁྲི་7. 44

པར་གཞི། 2022ལོའི་ཟླ་11པར་པར་གཞི་དང་པོ་བསྒྲིགས།

པར་ཐེངས། 2022ལོའི་ཟླ་11པར་པར་ཐེངས་དང་པོ་བཏབ།

དཔེ་རྟགས། ISBN 978-7-5700-0715-8

རིན་གོང་། སྒོར་31. 00